『瑜伽文库』编委会

瑜伽文库
YOGA LIBRARY

正念 · 解读

MEDITATION AND MANTRAS

冥想与曼陀罗

[印] 威斯奴帝瓦南达 / 著
陈璐 / 译　陈曦华 / 校译

四川人民出版社

图书在版编目（CIP）数据

冥想与曼陀罗 / (印) 威斯奴帝瓦南达著；陈璐译；陈曦华校译. -- 成都：四川人民出版社, 2024.3

（瑜伽文库 / 王志成主编）

ISBN 978-7-220-13595-8

Ⅰ.①冥… Ⅱ.①威… ②陈… ③陈… Ⅲ.①瑜伽—基本知识 Ⅳ.①R793.51

中国国家版本馆CIP数据核字（2024）第018602号

MINGXIANG YU MANTUOLUO

冥想与曼陀罗

〔印〕威斯奴帝瓦南达 著　陈璐 译　陈曦华 校译

出 版 人	黄立新
责任编辑	陈　涛
责任校对	申婷婷　林　泉
封面设计	李其飞
版式设计	张迪茗
责任印制	周　奇
出版发行	四川人民出版社（成都三色路238号）
网　　址	http: //www.scpph.com
E-mail	scrmcbs@sina.com
新浪微博	@四川人民出版社
微信公众号	四川人民出版社
发行部业务电话	（028）86361653　86361656
防盗版举报电话	（028）86361653
照　　排	四川胜翔数码印务设计有限公司
印　　刷	成都蜀通印务有限责任公司
成品尺寸	146mm×208mm
印　　张	11.625
字　　数	251.1千
版　　次	2024年3月第1版
印　　次	2024年3月第1次印刷
书　　号	ISBN 978-7-220-13595-8
定　　价	62.00元

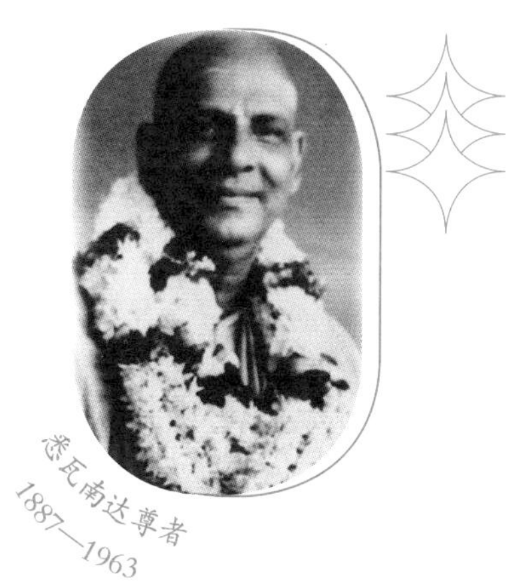

献给

我尊敬的上师

斯瓦米·悉瓦南达尊者

(H. H. SRI SWAMI SIVANANDA MAHARAT)

及其诸位弟子

我德高望重的同门们

还有我敬爱的父母

SWAMI SIVACHARANANDA (P. Devaki Amma)

和

P. CHATHU PANIKKER

“瑜伽文库”总序

古人云：观乎天文，以察时变；观乎人文，以化成天下。人之为人，要旨即在切入此间天人之化机，助成参赞化育之奇功。在恒道中悟变道，在变道中参常则，“人”与“天”相资为用，时时损益且鼎革之。此诚“文化”演变之大义。

中华文明源远流长，含摄深广，在悠悠之历史长河中，不断摄入其他文明的诸多资源，并将其融会贯通，从而返本开新、发闳扬光。古有印度佛教文明传入，并实现了中国化，成为中华文明之整体的一个有机部分。近代以降，西学东渐，一俟传入，也同样熔铸为中华文明之一部，唯其过程尚在持续之中。尤其是20世纪初，马克思主义传入中国，并迅速实现中国化，推动了中国社会的巨大变革……

任何一种文化的传入，最基础的工作都是该文化的经典文本的传入。因为不同的文化往往基于不同的语言，故文本的传入就意味着文本的翻译。没有文本的翻译，文化的传入就难以为继，无法真正兑现为精神之力。佛教在中国扎根，需要很多因缘，而持续近千年的佛经翻译无疑具有特别重要的意义。没有佛经的翻译，佛教在中国的传播几乎不可想象。

随着中国经济、文化的发展，随着中国全面参与到人类共同体之中，中国越来越需要了解其他文化，需要一种与时俱进的文化心量与文化态度——一种开放的，并同时具有历史、现实、未来三个面向的态度。

公元前8世纪至公元前2世纪，在地球不同区域都出现过人类智慧的大爆发，这一时期通常被称为“轴心时代”（Axial Age）。这一时期形成的文明影响了之后人类社会2000余年，并继续影响着我们生活的方方面面。随着人文主义、新技术的发展，随着全球化的推进，人们开始意识到我们正进入“第二轴心时代”。但对于我们是否已经完全进入这样一个新的时代，学者们尚持不同的观点。英国著名思想家凯伦·阿姆斯特朗（Karen Armstrong）认为，我们正进入第二轴心时代，但我们还没有形成第二轴心时代的价值观，我们还依赖着第一轴心时代的精神遗产。全球化给我们带来诸多便利，但也带来很多矛盾和张力，甚至冲突。这些冲突一时难以化解。因此，我们须要在新的历史境遇下重新审视轴心文明丰富的精神遗产。此一行动，必是富有意义的，也是刻不容缓的。

我们深信：第一，中国的轴心文明，是地球上曾经出现的全球范围的轴心文明的一个有机组成部分；第二，历史上的轴心文明相对独立，缺乏足够的互动与交融；第三，在全球化背景下不同文明之间的互动与融合必会加强和加深；第四，第二轴心时代文明不可能凭空出现，须以历史的继承和发展为前提。诸文明的互动和交融是发展的动力，而发展的结果将构成第二轴心时代文明的重要资源与有机组成部分。

简言之，由于我们尚处在第二轴心文明的萌发期和创造期，一切都还显得幽暗和不确定。我们应该主动地为新文明的发展提供自己的劳作，贡献自己的理解。考虑到我们自身的特点，我们认为，极有必要继续引进和吸收印度正统的瑜伽文化和吠檀多典籍，并努力使之与中国固有的传统文化及尚在涌动之中的中国当代文化互勘互鉴乃至接轨，努力让古老的印度文化服务于中国当代的新文化建设，并最终服务于人类第二轴心时代文明之发展。此所谓“同归而殊途，一致而百虑”。基于这样朴素的认识，我们希望在这些方面做一些翻译、注释和研究工作，出版瑜伽文化和吠檀多典籍就是其中的一部分。这就是我们组织出版这套“瑜伽文库”的初衷。

由于历史与个体经验皆有不足，我们只能在实践中不断累积行动智慧，慢慢推进这项工作。所以，我们希望得到社会各界和各方朋友的支持，并期待与各界朋友有不同形式的合作与互动。

“瑜伽文库”编委会

2013年5月

“瑜伽文库”再序

经过多年努力，“瑜伽文库”已粗具体系化规模，涵盖了瑜伽文化、瑜伽哲学、瑜伽心理、瑜伽实践、瑜伽疗愈、阿育吠陀瑜伽乃至瑜伽故事等，既包含古老的原初瑜伽经典，又包含古老瑜伽智慧的当代阐释和演绎。瑜伽，这一生命管理术，正滋养着当下的瑜伽人。

时间如梭，一切仿佛昨日，然一切又有大不同。自有“瑜伽文库”起，十余年来，无论是个人，还是环境、社会，抑或整个世界，都经历了而且正在经历着深刻且影响深远的变化。在这个进程中，压力是人们普遍的感受。压力来自个人，来自家庭，来自社会。伴随着压力的，是无措、无力、无奈，是被巨大的不确定性包裹着的透支的身体和孤悬浮寄的灵魂。

不确定性，是我们这个世界的普遍特征，而我们却总渴望着确定性。在这尘世间，种种能量所建构起来的一切，都是变动不居的。一切的名相都是暂时的、有限的。我们须要适应不确定性。与不确定性为友，是我们唯一的处世之道。

期盼，是我们每个人的自然心理。我们期盼身体康健、工作稳定、家庭和睦，期盼良善地安身立命，期盼世界和平。

责任，是我们每个人都须要面对、须要承担的。责任就是我们的存在感：责任越大，存在感越强；逃避责任或害怕责任，则让我们的存在感萎缩。我们须要直面自身在世上的存在，勇敢地承担我们的责任。

自由，是我们每个人真正渴望的。我们追求自由——从最简单的身体自由，到日常生活中的种种功能性自由，到内心获得安住的终极存在的自由。自由即无限，自由即永恒。

身份，是我们每个人都期望确定的。我们的心在哪里，我们的身份就在哪里。心在流动，身份在转变。我们渴望恒久的身份，为的是尘世中的安宁。

人是生成的。每个个体好了，社会才会好，世界才会好。个体要想好，身心安宁是前提。身心安宁，首先需要一个健康的身体。身体是我们在这世上存在的唯一载体，唯有它让我们生活的种种可能性得以实现。

身心安宁，意味着有抗压的心理能量，有和压力共处的能力，有面对不确定的勇气和胆识，有对自身、对未来、对世界的期盼，有对生活的真正信心、对宇宙的真正信心、对人之为人的真正信心。有了安宁的身心，才能履行我们的责任——不仅是个体的责任，还有家庭的责任、社会的责任、自然和世界的责任。我们要有一种宇宙性的信心来承担我们的责任。在一切的流动、流变中，“瑜伽文库”带来的信息，可以为承担这种种的责任提供深度的根基和勇气，以及实践的尊严。

“瑜伽文库”有其自身的愿景，希望为中国文化做出时代性的持续贡献。“瑜伽文库”探索生命的意义，提供生命实践的路径，奠定生命自由的基石，许诺生命圆满的可能。“瑜伽文库”敬畏文本，敬畏语言，敬畏思想，敬畏精神。在人类从后轴心时代转向新轴心时代的伟大进程中，“瑜伽文库”为人的身心安宁和精神成长提供帮助。

人是永恒的主题。“瑜伽文库”并不脱离或者试图摆脱人的身份。人是什么？在宏阔的大地上，在无限的宇宙中，人的处境是什么？“瑜伽文库”又不仅仅是身份的信息。透过她的智慧原音，我们坦然接受人的身份，却又自豪并勇敢地超越人的身份。我们立足大地，我们又不只属于大地；我们是宇宙的，我们又是超越宇宙的。

时代在变迁，生命在成长。走出当下困境的关键，不在于选择，而在于参与，在于主动地担当。在这个特别的时代，我们见证一切的发生，参与世界的永恒游戏。

人的经验是生动活泼的。存在浮现，进入生命，开创奋斗，达成丰富，获得成熟，登上顶峰，承受时间，生命圆满——于这一切之中领略存在的不可思议和无限可能。

“瑜伽文库”书写的是活泼泼的人。愿你打开窗！愿你见证！愿你奉献热情！愿你喜乐！愿你丰富而真诚的经验成就你！

“瑜伽文库”编委会

2020年7月

目　录
CONTENTS

Meditation

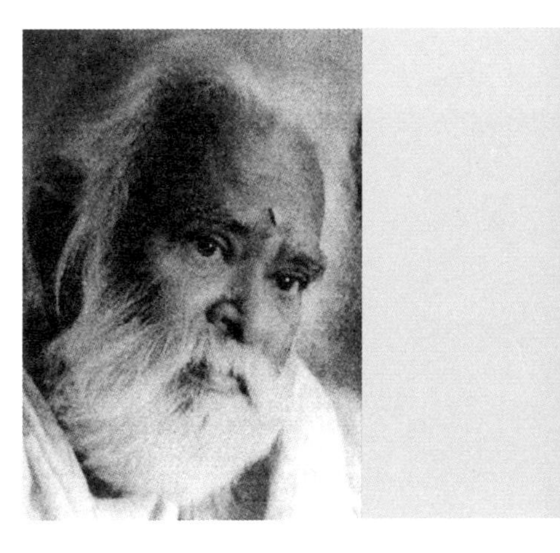

斯瓦米·威斯奴帝瓦南达尊者（Swami Vishnu-Devananda）于1993年11月9日出离肉身，入摩诃三摩地。谨以新版《冥想与曼陀罗》作为纪念。

中文版序言

非常荣幸为我尊敬的上师威斯奴帝瓦南达尊者《冥想与曼陀罗》（*Meditation and Mantras*）一书的中文译本作序。他是悉瓦南达大师（1887—1963）的亲传弟子，另著有《完全瑜伽图解》一书，亦堪称经典。

我自1981年师从威斯奴帝瓦南达，是他的亲传弟子之一，至今已在国际悉瓦南达瑜伽吠檀多中心教授瑜伽和冥想40余年。类似《冥想与曼陀罗》的书几乎没有。这本书深刻而又忠实地展示了悉瓦南达的思想，出色地呈现了通往瑜伽目标的多种途径。本书以不同章节分别介绍了胜王瑜伽、哈达瑜伽、虔信瑜伽、佳帕瑜伽、智慧瑜伽及综合瑜伽的冥想形式。唯有凭借“长时间不间断的诚心修习”——正如帕坦伽利在《瑜伽经》中所说，以及不间断的师徒传承，才可能真正理解这些深刻的教导。与古鲁长期过从，观察他在生活中如何践行自己的教导，使书中文字充满了光亮和深度。此中文译本亦是如此。校译者陈曦华（Sivani）女士随我修习瑜伽冥想多年，并且反复与我及其他老师讨论、澄清书中复杂奥义。此外，刘薇、秋磊、张士荣等多位悉瓦南达体系的瑜伽界同人也参与其中。因此，我向所有人推荐该译本，它将助你轻松而又准确地掌握传统的瑜伽冥想方法。

愿所有人在古典瑜伽、冥想及吠檀多的教导下，成就平静、和谐、健康和自我觉悟。

斯瓦米·悉达罗摩南达

（Swami Sitaramananda）

2021年9月8日

于美国加利福尼亚州芳草谷

悉瓦南达瑜伽农场静修林

英文版序言

本书旨在消除对冥想的诸多误解。想走捷径、趋时骛新的人未免要失望了。书中教授的方法皆源自古典瑜伽四道——胜王瑜伽、行动瑜伽、智慧瑜伽和虔信瑜伽。对这些古典瑜伽的呈现，本书既着力保持了其本真面貌，同时也吸收了西方的思维方式及科学传统。

冥想是一个世界性的传统，在当代文明形成数千年之前它就出现了。在代代相传的过程中，冥想通过了全面且不间断的考验，最终得以保存下来。它能延续至今，并且保持着原有的风貌，是因为它一直保持着高度的包容性、普适性和简便性。它简洁的框架中，包含着至关重要的教诲和方法，它们构成了所有已知哲学、宗教的基础。理解了冥想四道，就有可能揭示所有宗教及哲学系统的奥秘。

有关冥想“新发展”及简化版冥想的书籍，书店的架子上早已堆积如山，数不胜数。很多人本就是瞎子，却也来教育人走路：他们写进书本的方法，几乎没有实修经验支撑。他们是偏颇的冥想爱好者、兜售曼陀罗的小贩甚至彻头彻尾的江湖骗子。其中有些人承诺让人快速发展灵力，另外一些人则是现代灵修鼓吹者和骗术家。麦迪逊大道[①]上的各式人物自然也在此列。而真正教授冥想的无私的大师则屈指可数。

真正的冥想是从感官和低等心智（Mind）的束缚中解脱出来。冥想的定义就已经表明它是超然的。超然一词非为宣传口号，实能传达冥想之美。在冥想中，所有的恐惧、欲望、渴求以及负面情绪都被超越了。冥想者进入超意识状态，而能够与那全然喜乐的真我相认同。在这一超然状态中，身心与二元性的意识消失了，知之主体与知之客体、知之过程合而为一。

没有必要把曼陀罗及与冥想相关的其他东西弄得很神秘。“不可以讨论自己的曼陀罗”，这样的灵性禁令并不存在。曼陀罗是包裹在声音结构中的神秘能量。它的振动直接作用于脉轮（Chakra）——身体的能量中心。它可以稳定心念，让人获得冥想的宁静。那些适合冥想的曼陀罗，将在本书中一一讲解。

许多目前在西方被当作曼陀罗兜售的音节组合很明显是假的。这些“曼陀罗”可以带来深度的放松，但仅此而已。重复任何一个单词或者无意义的词组都可以达到同样的效果。甚至只是安静地坐着，专注于钟表的嘀嗒声或者是水龙头的滴水声，都能让脉搏和呼吸慢下来，并且降低血压。

在西方，生活已经变得越来越电子化、碎片化，且以即时见效为导向。然而瑜伽四道所根植的那份传统却是整体的，它将科学、宗教、哲学、心理学以及健康之学整合了起来。而多年来一直使用的各种经典冥想技巧，则是建立在严格的纪律和规律的练习之上的。恰当的呼吸、恰当的运动、恰当的放松、

① “麦迪逊大道”是广告业的代名词。——校者

恰当的饮食以及正面的思考是冥想成功的必要条件。这些话题在前面几个章节中会略有涉及；不过，如果你想全面了解这些话题以及哈达瑜伽、胜王瑜伽的其他方面，还请参阅我之前写的《完全瑜伽图解》。

假如这本书说清楚了冥想的目标及方法，那它的目的就达到了。灵修之路布满荆棘，最终也只能独自行走。先师悉瓦南达尊者是印度近代的一位伟大圣者。他以其稳实且充满慈悲的无尽智慧，为我的灵修带来了福佑。我若能让他的话语和思想回响，引领西方世界求道者的脚步，那我在世间的使命也就完成了。

最后，我要感谢以下人士，是他们的付出成就了这本书。感谢卡普拉博士（Dr. Fritjof Capra），允许我摘录他的演讲《物理学之瑜伽》，并允许我使用他的著作《物理学之道》中以粒子轨迹呈现的湿婆起舞的图片；感谢尼古拉斯·雷格和琼·雷格（Nicholas and June Regush），允许我摘录他们的著作《心灵探寻》（***Mind Search***）；感谢茜拉玛塔·卡鲁娜（Silamata Karuna）做了大量的调查研究和专业的编辑工作；感谢西尔维奥·帕拉丁力（Silvio Paladini）为昆达里尼脉轮配图；感谢悉瓦南达瑜伽体系的众多弟子和学生，他们在插图、编辑、校对和录入等方面提供了宝贵的帮助。

威斯奴帝瓦南达

于加拿大魁北克瓦尔莫林

1981 年 2 月 28 日

为何冥想？

MEDITATION AND MANTRAS

没有冥想的帮助，就无法获得真我知识。没有冥想的帮助，就无法进入神圣境界。没有冥想的帮助，就无法摆脱心的束缚，获得永生。

冥想是通向自由的王道。冥想这架神秘的梯子，可载人从地到天，从谬误到真理，从黑暗到光明，从痛苦到喜乐，从躁动到安住，从无明到真知，从死亡到永生。

——悉瓦南达《神圣喜乐》[①]

我是谁？我生命的意义何在？为什么有些人看着比别人过得轻松自在？我从哪里来，将到哪里去？

这些经典的问题，几乎每一个人在生命的某个时刻都思考过。有些人穷尽一生寻找答案。有些人被日常琐事缚住了手脚，或永远地，或暂时地，放弃了找寻。还有些人找到了答案，人生圆满自在。

生命的意义只当向深深的内里找寻。然而，人们总是忙于生计，在忙碌的日子里，鲜有时间停下来观察内心，哪怕只是停顿一下的时间都没有。来自感官的猛料不断刺激大脑，而我们却浑然不察。通常，一个人只有在遭遇极大痛苦的时候，才

① *Bliss Divine*，悉瓦南达从 A 到 Z 的主题文章合集。——校者

会意识到，是时候停下脚步，盘点一下自己的人生了。

冥想是一种练习，让心得到持续的观察。为了挖掘内在的无尽智慧宝藏，要为冥想安排专门的时间和场地。接下来的章节会对冥想的理论和技巧做一个全面的介绍。而在此之前，最好先了解一些心理学方面的背景知识和相关术语。

心的运作机制

我们习惯了从外事外物中寻求满足。我们以为，“只要能拥有那部车子”，或者“只要能得到那份工作”，又或者“只要能住到亚利桑那州”，“就开心了”。得偿所愿后，我们的心可能会短暂地安定下来，但最终它会厌倦自己的新玩具，又另寻欢愉。我们买了新的东西，升了职，在乡间建了别墅，但是心不会因此而改变。满足，源自我们对待外在世界的态度和方式，而非外在世界本身。每个人的生活都有起起落落。若能以平静之心面对困境，就能得到快乐。

所以，如何把握内在世界才是问题所在。心会不断地自我对话——追忆过去，规划未来，权衡利弊。以系统的方法，抑制心的白日梦和自我对话，而将注意力集中在积极向上的事情上，就有可能明白心的运作机制，而不至于虚度一生。

然而人心不可捉摸，如一头难以驯服的野兽。虽然已经有了许多理论，但人类的心理活动过程仍然难以理解。为何我们总是遭遇同样的挫折，面临同样的难题呢？自由意志确实存在，但只有当我们用它来摆脱坏习惯时，它才会显现。人们说这是一个自由的社会，但事实上，每个人都被自己的欲望和情绪束缚。

就说那个抽烟的朋友吧，每天信誓旦旦地表示从“明天”开始戒烟。他这出拙劣的戏剧已经演了多少年了？他也许真想改掉这习惯，但却缺乏对心必要的掌控。

在某种意义上，心就像一张留声机唱片。它上面有凹痕，或者叫印迹、印痕，梵文称为Samskaras。当某些思想波动变成习惯的时候，印痕就形成了。 举个例子，有一个人路过面包店时看到橱窗里的一块巧克力泡芙。一个思想波动在他的脑子里生成：“好美味啊！我要买那块泡芙。”假如他忽略那个思想波动，将心转向别的东西，就不会形成定式。但他若是认同这个念头，那就给了它生命。他买下那块泡芙，满心期待着当晚享用这份甜点。现在，假设他每周二和周四都会不由自主地“路过”同一家面包店。而每次“路过”，他都会想起那块美味的泡芙，于是又买了一份。最初仅仅是脑子里的一闪念，如今变成了他生命中的一种力量，一个印迹就此形成了。

印迹并不一定都是负面的。内心的这些凹痕可以是积极向上的，也可以是消沉向下的。冥想有着明确的目标，那就是在心中培养新的正面的模式，并彻底消除那些旧的、具有破坏性的模式。这个过程是绝对科学的，但同时它的目标却是灵性的。只把负面的东西去除掉是不够的，我们还要努力培养爱心、慈悲心、服务意识、乐观的情绪、善良的心地等。这些优良品质不仅能让我们自己生活得幸福，还能感染周围的人。

每个人都想做到最好。每个人都愿意把自己想象成完美的。

可结果总是不能如人所愿。究其原因，就在于私我[1]。史上最有智慧的人之一商羯罗大师（Sri Sankara），在《分辨宝鬘》[2]一书中说："不幸源于私我，痛苦源于私我，欲望源于私我。没有比私我更强大的敌人了。"私我是一切束缚的原因，是横在个体与其内在真实之间的主要障碍。

心之僭越，乃有私我。正是私我，将个体从与他人的合一中分离出来，从与自己内在的合一中分离出来。私我是"我性"的捍卫者。私我是获得宁静的最大障碍，因为正是它让我们的心里充满了这类念头：我比别人"是好还是差？""得到的是多还是少？""权力是大还是小？"随之而来的是欲望、傲慢、愤怒、错觉、贪婪、妒忌、情欲以及仇恨。私我是心最难控制的那部分，因为它本性如此——你有驯服它的决心，它有迷惑你的手段。人的一部分，无论怎样都不肯被控制，那就是私我。

通过冥想，心的把戏得到观照。一开始，我们可以观察到，私我一直处于我行我素的状态，此时，去理解就好，其他的什么也做不了。随着时间的推移，我们逐渐熟悉了它的伎俩，也逐渐喜欢上了那种满足感所带来的平静的体验。私我被调伏了之后，精力就可以建设性地用于个人成长及服务他人。

思想的力量

每个人都散发出某种波动。有些人，跟他们在一起令人愉

① 梵文 Ahamkara，英文 ego，一般翻译为小我或私我，本书统译为私我。——校者

② 梵文书名为 *Vivekachudamani*。——校者

快。他们似乎和别人分享着某种普拉那，或者说某种能量。也有些人消极且抑郁，他们似乎把别人的能量吸走了。其原因是，思想具有力量。这种力量非常精微，但它确实存在，并且极其强大。一个人总是在不断地发送和接收念头。这就是为什么有时人们会经历超感知（ESP）的体验。一些人愿意称之为巧合，但事实并非如此。那些据说能通灵或者说有强大直觉的人，他们传递和感知念头的能力已发展到了较高的程度。

每个念头都有重量、形状、大小、形态、颜色、属性和力量。一个有经验的冥想者可以用他的内眼直接看到这些。例如，灵性的念头是黄色的，而充满了愤怒与仇恨的念头则是暗红色的。念头如同物品。就像我们可以把苹果送给朋友或者要回来，同样地，我们也可以把一个有用、有力的念头给予某人，或者将它收回。

善恶、敌友，尽在心间。每个人根据自己的想象创造出一个充满了善与恶、苦与乐的世界。世间万物本身并不具有这些特质，它们属于人心。一个人的喜悦，可能会是另一个人的痛苦。思想控制我们的生活，塑造我们的性格，决定我们的命运，并影响他人。意识到思想的力量中蕴藏着潜能，对个人而言，意味着伟大的灵性成长的发端；对全人类而言，意味着向前迈进了一大步。

真我[①]

什么是灵性？过去几十年被称为异化的时代。古老的传统和宗教遭到排斥。成千上万的“新时代”的求道者们开始尝试各种各样的化学药品和哲学体系。一个普遍的感受是：真理唾手可得。可它在哪里呢？看来有必要稍微扩展一下视角。

在任何社会中，有组织的宗教都包含着代代相传的文化实践和技法。当方法被混淆为目标的时候，成员们才会去别处找寻答案。他们寻找活生生的启发，日常生活中务实且有效的启发。无论是独自修行，还是隶属于某个组织，目标都是一样的：获得圆满、纯净与心安，也就是自我领悟。

有这么一种能量，只要知道可以得到它，就可以与之联通。这种能量，可以在寻求正向成长的人身上激发出力量来，并使之壮大增强。然而，许多人不知道这个资源的存在，或者虽然知道却对它抱有错误的观念。他们就像搬到城里住的农民一样，因为不知道墙上那些古怪的盒子有什么用，所以生活在黑暗中。光就在那里，每个人都可以拥有，只需要通电。

这智慧的源泉就是真我。真我并非个体的身或心，而是寓于每个人内在深处且拥有真知的那个部分。它存在于所有存在之中，却又独立存在。有人称它为神，还有人称它为梵、阿特曼、圣灵、宇宙意识或者宇宙之心。虽然名目众多，道路万千，但本质却是唯一的，它遍及众生，无处不在。

---

① 英文 Self（首字母大写）与梵文 Atman（即阿特曼）同义，译为“真我”。——校者

依靠有限的感官和智力是不可能了解真我的。人类的心智无法理解那无限、那永恒。因而，为了专注于那至上（the Supreme）人们有时需要借助些具象化的东西。基督徒也许会冥想十字架的形象或者耶稣的模样。印度教教徒可能会把湿婆神（Siva）想象成一位在喜马拉雅山之巅修习冥想的年轻俊美的苦修者。还可以专注于烛火、脉轮（身体的能量中心）、OM之声，这些对象就相对抽象些。然而，这一切不过是对那真理的局部的印象而已。

一位资深的科学家也许可以通过理论推导和数学计算，知道宇宙有多大。他可能研究了原子有多么微小，生与死有多么不同。他可以详细解释，长篇大论一番。但这仅是理论知识，他永远不可能真正抓住这些事物的本质。无限的东西不可能用智力来定义和描述。只有通过直接的体验才可能获得绝对的真知。只有通过长期的冥想练习，躁动的心才有可能安静下来，才有可能发展出直觉能力，并触及内在于一切的那至上。

业力与转世

冥想会释放出巨大潜能。通过停止心那无休无止的唠叨，并且教会心去专注，我们得以获得对心的把控。我们对自己思维模式的觉察，有助于提升向他人传送念头的力量。然而，必须非常小心，只传送有活力的、正面的、有爱的及疗愈性的能量。要完全理解这是为什么，建议阅读业力和转世相关章节。

物理学上有个定律：“作用力和反作用力大小相等，方向相反。”耶稣有教导曰：“你们愿意人怎样待你们，你们也要怎样待人。”这些都是业力法则、因果定律的表述。它运作起来像回力镖一样。不论一个人起什么样的念头，或者做怎样的事情，都会回转到他自己身上。可能并不是同样的形式，但迟早，每个人都要直面自己行为带来的后果。一个欢乐的给予者会引来温暖而有爱的回应。一个充满恨意的人，若是不改掉这一负面品性，就会被人嫌恶。这是规律。

业力的反作用并不一定会立即被体验到。有时候，教训得之不易，负面的行为模式可能会持续多年。通常来说，一生一世并不足以让人臻至完美。所以每个人都要一次又一次地转世。这就是为什么人与人之间会看起来不平等。有人穷有人富，有人健康有人患病，有人欢乐有人抑郁。这一切，既不怪命运不公，也并非上帝刻意安排。这一切皆由个人业力所致。

有些“古鲁”以“立顿悟义”为幌子，贩卖神奇的曼陀罗和速效的知识，不要被他们骗了。你会失望的。起决定作用的是自己的行为所产生的结果。每个人的生命都由他自己负责。怪环境不利，或者埋怨父母不懂心理学，都是在回避问题的本质。只有认识到自己其实是困在自己的网中，将生活灵性化，我们才能打破生死之轮，并在真我中寻得宁静与合一。

转世的概念并不是东方独有的。几乎所有主要的宗教和神秘主义哲学都有某种形式的转世的概念。研究表明，在耶稣的时代，至少在某些群体中，人们是认可转世论的；时至今日，转世仍然是犹太传统中某些教派不可或缺的部分。《圣经》对于转世原则没有任何指摘之词。实际上，当耶稣被问到以利亚何时回归时，他回答说以利亚已经回归了——暗指施洗约翰。早期基督教希腊教会的俄利根，曾经撰写过大量有关“灵魂先在”

学说的文字。公元 4 世纪以前，他的观点在教会内基本上都是被接受的。后来，教皇庇护十二世册封俄利根为普世教会圣师，表明教会对他的思想，就算不能真正接受，至少也是可以包容的。

转世不仅仅是一个抽象的概念。我们每个人都曾有过忆起前世的体验。这被称作“似曾相识”（déjà vu）。初见某人，却体会到一种莫名的熟悉感，这样的情形并不罕见。这是因为在前世你就认识这个人。偶尔，有些地方或场景会唤醒你深处的记忆，似乎你曾经到过那儿。而实际上可能真的就是这样。有时我们从梦中醒来，尽管这梦跟目前的生活和环境毫无关系，我们却觉得它异常熟悉。那是前世生活片段的浮现，目的是帮助你清点现世的业力。

瑜伽与此有何关系？

消除业债有很多种方法。通过冥想，我们学会理解心是怎样运作的，就此开始成长的进程。运用怎样的技巧来冥想，这取决于个人的天性。在瑜伽中，主要有四条道路：胜王瑜伽，乃科学心理学之道，核心在于专注和冥想；行动瑜伽，乃无私服务之道，消除私我和执着；智慧瑜伽，运用智力消除物质世界的束缚；虔信瑜伽，则将情绪升华为虔诚大爱。

此外，还有许多其他瑜伽类型。哈达瑜伽实际是胜王瑜伽的一种。它从肉身开始，然后着手于意气身的能量。在昆达里尼瑜伽中，冥想者专注于特定的梵文，目的在于息止心念和唤醒正面的能量。

有一句老话：道路万千，真相唯一。每个人都必须走自己的路才能回归本源。但是，若把全部能量孤注于一种瑜伽，则有失衡甚至狂热的危险，这点我们应该铭记在心。要想有稳定持续的进步，冥想者应该选择一条主要的瑜伽之道，与此同时还要不断通过其他途径汲取营养。综合瑜伽乃是平衡之道。

通过常规的冥想练习，心会越来越澄澈，动机也会越来越纯净。潜意识释放出潜藏的真知，让我们对事物有更好的理解。私我慢慢消解。最终，超意识，或者说直觉的力量，得以释放，带来智慧而平静的生活。

冥想：基础篇

MEDITATION AND MANTRAS

噢，修习者！努力奋斗。真诚地努力。有规律、有系统地冥想。绝不中断一天。哪怕只是中断一天，你的损失也是巨大的。

话不多说！讨论和热烈的辩论已经够多了。退回房间独处。闭上眼睛。静坐冥想。当想象、念头、冲动、幻觉以及欲望从心中冒出时，摧毁它们。摄回游走的心，专注于那至上。此时冥想会变得深刻而强烈。不要睁眼。不要离座。潜入内心深处。享受寂静，就在此时此刻。

——悉瓦南达《专注与冥想》[①]

关于冥想，已有太多著述和言论；然而，要明白它的本质需要很长时间。正如睡眠无法被教授，冥想也无法被教授。一个人可能拥有一张又大又舒服的床，一个带空调的房间，不受任何干扰，但他还是睡不着。睡眠这件事本身无人能掌控。人只是进入了睡眠。同样，冥想是自然发生的。为了让心安静下来，进入寂静之境，每日练习不可或缺。虽说如此，还是可以通过一些步骤来建立基础，确保成功。

开始冥想练习之前，先要找到合适的环境，端正自己的态度。

---

① *Concentration and Meditation*——校者

你冥想的地点、时间、身体情况、心理状态，都应该反映出你已经准备好要转而向内了。只要具备了冥想的条件，很多问题都会迎刃而解。

冥想指南

以下是冥想的一些实修要点。这些内容虽主要面向初学者，但即使最资深的冥想者也可从中受益。

1. 保持时间、地点和练习的规律性是最重要的。规律性使心能在最短的时间内习惯性地慢下来。让心专注是困难的，你一坐下来练习专注，心就会想要跳来跳去。明确的外部刺激会引起条件反射，因此，固定时间和地点会让心更快地安定下来。

2. 最有效的时段是黎明和黄昏。此时，环境中充满了特别的灵性能量。优选时段为清晨 4 点到 6 点，即所谓的梵时（Brahmamuhurta）。在这段安静的时光中，人的头脑清醒，尚未受到一天活动的侵扰。一觉醒来时精力已恢复，又免于俗事的忧扰，心更容易被影响，轻轻松松便可专注。如果无法在这一时段静坐冥想，那么就选择在无须打理日常事务且头脑易于平静的时间段冥想。规律性是最重要的考虑因素。

3. 尝试使用单独的房间作冥想之用。如果条件不允许，就用屏风隔出房间的一部分，别让其他人进出。这个区域应该仅用于冥想，确保不受其他振动和关联的影响。早晚应焚香。房间的聚焦点应该是择神或者启发性人物的照片或图像，冥想的坐垫可以放在它的前面。当你反复在此冥想时，那种由于冥想而产生的强大振动将保留在室内。6 个月后，就可以感受到那种平静而纯净的气氛，室内将拥有一种磁力气场。感到压力时，你可以坐在这里，重复曼陀罗半个小时，自会体验到安适轻松的感觉。

4. 静坐时，面朝北或者朝东，以利用适宜冥想的磁场振动。采用舒适稳定的坐姿，脊柱和脖子保持直立但不紧张。这有助于稳定心念，促进专注。这灵性能量必须能畅通无阻地从脊椎底端流通到头顶。不一定要采取经典的莲花坐，任何舒适的双腿交叉的坐姿都可以为身体提供一个坚实的底座。它为能量的流动形成了一个三角形的路径。能量必须是收住的，而非四散的。新陈代谢、脑波以及呼吸会因专注的加深而变缓。

5. 开始之前，告诉心在特定时间内保持安静。忘记过去、现在和未来。

6. 有意识地调节呼吸。开始用 5 分钟做深长的腹式呼吸，将氧气送至大脑。然后再将呼吸放缓到难以察觉的程度。

7. 保持有节奏的呼吸。吸气 3 秒钟然后呼气 3 秒钟。调节呼吸的同时也调节了普拉那，即生命能量的流动。如果使用曼陀罗，应使之与呼吸相协调。

8. 允许心一开始游走一会儿。它会跳来跳去，但随着普拉那的集中，心最终也会专注下来。

9. 别去强迫心静止下来。这会造成更多的脑波运动，阻碍冥想。假如心游荡不停，那就简单地抽离出来，好像看电影一样，客观地观察它。心会逐步放缓。

10. 选择一个专注点，让心得以驻留。较为智性的人，应该在眉心处观想专注对象。较为感性的人，则可在心轮观想。专注点一旦选定，就不要改变。

11. 专注在一个中性或者积极的对象或符号上，将其形象保持在专注点上。如果使用曼陀罗，就在意念中反复默念，使之与呼吸协同起来。如果没有个人的曼陀罗，则可用 OM。如果更想使用个人择神冥想的话，可参见有关曼陀罗的章节。重复曼陀罗，在意念中进行效果更好，但是感到昏沉时还是可以大声念诵的。请勿变更曼陀罗。

12. 重复念诵曼陀罗带来纯净的念头，声音的振动和念头的振动在曼陀罗中融合，不再有对字面意义的觉知。一开始是声音的重复，进而变为心意的重复，然后发展为心电感应之语，再一变而为纯净的念头。这是一种具有二元性的超然喜乐的微妙状态，在此对主体和客体的觉知仍然存在。

13. 随着练习，二元性消失，达到三摩地这个超意识的境界。鉴于这一过程需要很长时间，要保持耐心。

14. 在三摩地中，个人安住于喜乐之境。在这个境界中，知之主体与知之客体、知之过程合而为一。所有宗教和信仰的神秘主义的大成者都曾抵达这一超意识境界。

15. 练习冥想时，可以从 20 分钟开始，逐渐增加到 1 个小时。如果身体抽搐或颤抖，控制住，并保持能量内收。

健康与冥想

健康的身体对于全部潜能的开发至关重要。如果身体机能不在最佳状态，那它就不能成为胜任日常工作、冥想以及服务他人的工具。有人以为，自律的瑜伽士应该是瘦弱的。然而事实上，身体层面的过度苦行意味着对于身体的过度关注。还有一些人认为，行走在灵性道路上的人无须关注身体方面，因为他们的能量被导向了更高尚的事物。这些都是极端的观点。在瑜伽中，保持平衡的生活非常重要。凡事适度有节最好。

恰当的运动，恰当的呼吸，恰当的放松，恰当的饮食，以及正面的思考，都是不可或缺的。为了去除心中的纷扰，健康的身体和心理是必要的。当身体或者情绪紊乱时，是不可能进行冥想的。

恰当的运动既不是为了增肌，也不是为了甩掉赘肉。整个身体系统，内外都应该保持和谐。瑜伽式的运动，也就是体位（Asana），目的即在于此。它系统地拉伸肌肉而非收缩肌肉。功效是强健体魄，疏解紧张，确保极好的循环、消化、吸收及排泄功能。身体因此变得灵活而柔软，人也会更加专注和从容。

瑜伽意义上的呼吸称为调息法（Pranayama），其本义是生命能量的控制。如果没有食物、水、阳光或者足够的睡眠，你还可以存活一段时间，但是如果没有氧气，只消几分钟身体就不行了。普拉那，即生命之气，决定了生命存在与否。呼吸是普拉那最重要的来源。空气的质和量，以及呼吸的时间控制，会直接影响到大脑及其功能。这是西方科学家刚开始探索的领域。特定的调息法，或者说呼吸练习，可以增加体内的能量、净化肺脏、减少所需的睡眠时间、镇定神经、平静内心、加热或冷却身体系统，甚至有助于提升昆达里尼，也就是体内的灵性能量。

恰当的放松，对于保持心理、灵性和身体的健康也是必需的。瑜伽士的体位法和调息法练习中包含了用于放松的特殊技巧。这些技巧亦着重于保存及有效利用体内含藏的能量。很多人以

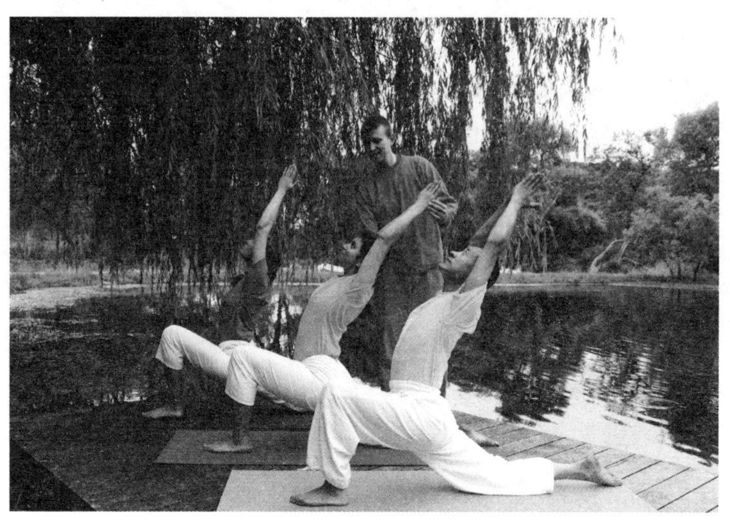

瑜伽练习，于美国加州芳草谷悉瓦南达瑜伽农场

为放松就是离开家，去一个没去过的地方，在那里，各种刺激物、各种伤身伤神的乐子不间断、全方位地刺激着身心。难怪常听人说："我巴不得马上结束休假回家，这样就能好好放松一下了！"真正的放松源于去除刺激——视觉的、味觉的以及其他来源的，而转向内在的觉知。

就像一款坚固耐用的机器，在发出警告信号之前，我们的身心都能承受相当多的不当对待。遗憾的是，我们会习惯性地忽略基本的健康法则。我们以为能缓解症状的药片也能带来实际的健康。事实恰恰相反。身体的疼痛就像汽车仪表盘上的红灯，是警告的信号。吃这种或那种化学药品来消除症状，这种做法无异于拿一把锤子砸烂亮着的红灯。看似在帮忙，其实不仅没有解决问题，还可能让事情变得更糟。我们服用的许多化学药品对身体没有用，也无法排出体外，会留在我们的身体里。这些药物，以及饮食中大量的食品添加剂（每人每年平均食用食品添加剂 25 磅），会在体内积聚。这简直就是在给身体下毒——虽然后果可能要很多年后才会显现出来。

伴随现代社会科技进步而出现的各式病症，人们才开始有所察觉。世人往往认为医生拥有某种形式的绝对知识。很多人频繁地去看家庭医生、专科医生和心理治疗师，以此替代健康的生活方式。大多数身心疾病都可以用通过以下这瑜伽生活五要来消除：1. 恰当的运动；2. 恰当的呼吸；3. 恰当的放松。这三点都归入哈达瑜伽的范畴，我在《完全瑜伽图解》一书中已有详尽说明。现在我们要进一步谈谈其他两个要点：4. 恰当的饮食；5. 正面的思考与冥想。

平和的饮食

人类身体摄入的东西，与大脑运作的效率直接相关。最近的研究显示，某种红色食用色素会造成儿童多动，精制糖则有可能导致情绪不稳。有很多东西，人们通常会漫不经心地食用，而没有弄明白它们对身心的影响，这仅是其中两个例子。规律修习冥想的人，必须特别留意这些东西，因为饮食对冥想质量的影响，是以日计的。

对冥想者来说，简单即最佳。不是说食物不可以美味，只是不要吃对心有负面影响的食物。辛辣的调味料、大蒜、洋葱、盐、咖啡、红茶以及肉食使人易于激动，心因而变得难以控制。此外，有一些食物使心变得迟钝，让人困乏欲睡而难以专注。这些食物包括所有预制的以及过熟的食物，还有就是酒精类——

这显而易见。大麻和烟草，尽管不是食物，也在此列。

当然了，上面这些东西可能是多数人的心头好。这倒不是要求每个人在饮食上立刻做出彻底改变，但对冥想有着真诚兴趣的人也许可以从逐渐戒除肉食和香烟做起（体位法和调息法能让戒除变得容易很多）。仅仅是冥想中发生的意识转变，就会令许多不良习惯自动消失。先从购物和烹饪开始。购买新鲜的水果和蔬菜。可能的话，尽量避开含食品添加剂的、预加工的以及罐装的食品。买几本有关营养和素食的好书。几个月之内，你就能看到巨大的变化。

几年前，素食主义还没有进入大众视野。看到一个不吃肉的人，人们就算不怀疑，也会颇感好奇。而今天，情况已经大不同了。健康食品商店和素食餐厅随处可见。人们越来越意识到，吃下的食物会直接影响到健康。改变饮食习惯或者短期的断食，而无须服用药物，许多疾病便可痊愈。不仅生理上的疾病如此，许多精神上的障碍也是如此。意识到这一点对于孕妇尤为重要，她们中的很多人还没有认识到自身饮食对胎儿发育的影响。

和普遍观念相反，素食者是能够获得足够的蛋白质的，而肉食者却摄入了过量的蛋白质。动物蛋白中尿酸的浓度高。尿酸是一种类似氨的含氮化合物，它不溶于水，也无法被肝脏分解。只有部分尿酸能被排出体外，更多的尿酸则会沉积在关节处，从而导致关节炎。

在肉类消耗量最大的西方社会，动脉硬化和心脏病是最常见的两大病症。罪魁祸首就是无法排出体外的胆固醇。它沿着动脉和心脏内壁形成脂肪沉积，沉积物逐渐增厚，直至血管和心脏被堵塞并发生硬化。有些人以为，只要不再吃黄油，改吃人造黄油，就可以解决问题。但事实是，任何氢化油脂都有着同样的危害，更何况胆固醇的主要来源并非你早餐时偶尔抹在吐司上的黄油，而是大多数人每年都要吃下去的成百上千磅的肉类。

常见的病症中，最让人恐惧的是癌症。研究已经发现许多物质会在动物体内诱发癌症，但大多数研究结果似乎又表明一般人的摄入量并不足以致癌。没有被披露的是，这些毒素经年在体内累积，确实会导致癌症。

大量的化学物质被投喂给动物或直接注入动物体内，使其增重，以便赚更多的钱。当肉类被摆上超市货架，这些化学物质，如亚硝酸盐、食用色素、人造激素甚至砷等，也随之被摆了上去。这些东西，连同我们作为工业化社会成员必然摄入的其他添加剂，都积聚在体内，储藏在组织里。人体细胞对过量的毒素做出的反应就是突变，变异后的细胞开始不受控地繁殖，这就是癌症。

不吃肉的原因还有很多——既有物质方面的，也有精神方面的。其中一个就是，吃肉间接消耗的谷物的量，是直接食用谷物的量的 4 倍。这就提出了世界资源共享方面的一个伦理问题。植物是所有生物的最初能量来源，它们通过光合作用储存太阳的能量。素食者是从最初的能量源头获取能量。算算成本，看看有多少可耕种的土地，素食方式才是最经济的。

同样值得注意的是我们的消化系统也和食肉动物不同。我们的牙齿更适合咀嚼蔬菜而不是撕咬肉类，所以吃肉之前，我们必须对肉进行熟化、软化和烹调加工。人类的肝脏在比例上要小于食肉动物的肝脏，并不适合过滤动物毒素。还有消化道：

食肉动物的消化道较短，可以将毒素快速排出体外；而人类的消化道较长，与食草类动物相似。

瑜伽士不食肉主要是因为一个基本的原则，即“非暴力”（Ahimsa），或称“不伤害”。“不可杀生。”同人类一样，动物也有感受和意识。批量饲养和屠宰牲畜就如向邻居家的狗扔石头一样残忍。在印度，人们非常敬重牛，因为它为人类服务。它耕作农田，提供有营养的牛奶和其他副产品，粪肥可以用作燃料和建筑材料。印度农民怎么也不会把他的牛杀了吃掉。

毫无疑问，“吃什么，你就是什么”。我们吃下的东西中精微的那部分变成了意识。那些从食肉变为食素的人会注意到自己的意识发生了相应的改变。某种粗重感消失了，意识变得轻盈。毫无疑问，这极其有助于冥想。饮食越纯净，心越容易控制。在此基础上，再假以时日和练习，就一定可以成就冥想。

行动瑜伽

冥想意味着持续不断地反催眠，以对抗与身、心、名、相的认同。它必须从日常生活开始。如果你无法放下日常事务，就很难进入冥想状态。如果持续认同于自己的行动，那么就算坐着不动，这种认同也会依然继续。眼睛可以闭上，手可以扣上，腿可以盘起，但是心却没办法关住。心的认同游戏会一直进行。动与静没有区别。心在任何情况下都不忘演绎它的角色。

要能静坐冥想，心必须抽离并放下对日常事务的关切。达成这一目标的方式就是行动瑜伽（Karma Yoga），或者说无私无我的服务。它是冥想的基础，没有行动瑜伽就不可能修习冥想。

通过无私无我的服务，虽在日常生活之中，亦可践行正面思考。

真正的行动瑜伽士都在不间断地冥想。当他帮助别人时，他想的是："神啊，通过这么一个人，我在工作，在敬拜您和服务您。感谢您赐予我这个机会。"他无执于结果的好坏。不管是在厨房工作，在庙里礼神，还是修剪草坪，行动瑜伽士知道自己和自己所做的工作是两回事，知道工作只是通往那至上的一种途径。

无执可以在服务中学到。直到我们获得无执之心，放下与个人工作的情绪关联之时，我们才可能去练习冥想。随着无执之心变得愈来愈强，从日常活动中抽离出来，就变得越来越容易。这时，当我们眼睛闭上时，内心就不会受到干扰；我们的心已经被训练得在任何时候都能向内专注。旁人看到一位行动瑜伽士，可能会以为他不过是又一个忙于工作的人；他们无从得知这位瑜伽士内心平和的秘诀。

真正的冥想者是谨慎的。从外在看，他似乎只是普通平常的一个人，但是内里他是深不可测的海洋。他已经触碰到了那无限的宁静；没有什么可以改变他。行动瑜伽通往那宁静，那宁静妙不可言。臻达此境，需要时间和耐心。

在行动中无执并不意味着逃避责任。杂乱无章的生活不为瑜伽所推崇，因为它无法使心稳定。瑜伽士一旦接受一份工作，就会完成它。他的心不会涣散，这就是他成功的秘诀。 如果他承担了一份工作，那么他的心就会坚定地集中在上面，直到完成。瑜伽士的心能够一直专注， 所以是强大的。普通人做事东一下西一下，同时开展着好几个项目，结果却一事无成。他们的心不在冥想的状态。

冥想者可以用更少的时间完成更多的工作。他拥有内在的平和。他的行为全部都在一个纯净的层面上，和他有接触的人都会得到提升。他充满活力，和他在一起，人们可以获得力量，得到鼓舞。在他的启发下，人们做到了那些自己原本无法做到的事。怠惰与真正的瑜伽士绝缘。

通过行动瑜伽这条无私服务之道，你可以在日常生活中学会放下。这是冥想练习必不可少的第一步。不要被速成式冥想的宣传误导。冥想是一条漫长且有严格要求的路。然而，只要你不懈努力，就会达到目标。

专注：理论篇

MEDITATION AND MANTRAS

想要获得任何所求之物，都没必要转向外力。人自身拥有巨大的内在能量，只是这能量尚未被开发，或者利用得太少。尽管拥有这些天赋，但是由于精力太过于分散，终究做不成什么大事。如果能很好地调控和运用这些天赋，则一定能获得实在的成就。想要理智而有效地运用自身天赋，无须等待方法的创新。大自然本身就是富于启示的课堂。

——悉瓦南达《专注与冥想》

世界就是那神圣智慧的思想形式的物化。它以振动的形式存在。热波、光波、电波和能量波是存在的，同样思想之波也是存在的。思想拥有巨大的能量。每个人体会到的程度不同。如果我们能够全面地了解思想振动的运作方式、控制念头的技巧以及将念头远距离传输给他人的方法，那么我们就可以大为有效地运用它。

理解和领悟了心的能量，一个人隐藏的神秘能量就会被唤醒。你可以看到远处的物体，听到远处的声音，给宇宙任意一处发送信息，治愈千万里之外的人，甚至瞬间到达遥远的地方。人心如若学会融入那宇宙之心，将拥有无限的能量。

专注的力量

自然中的每一种能量，跟汇聚后导向有节制的单一出口相比，它松散地流经宽阔区域的时候，力度都会减弱，速度都会放慢，变得更没有力量。如果拦坝、蓄势，原本舒缓的河水就会带着令人惊叹的力量冲过闸口。温暖的阳光通过放大镜片聚焦后，其热度足以灼烧物件。这就是聚焦的力量。

这一自然法则同样适用于人类活动的方方面面。精神的专注就是心长时间地固定于内在或者外在的一点上。聚集的思维射线若无处停留，也就没有专注了。其停留之处必为单一的对象或者想法。

人们有时很得意自己能够同时想两件事。心的运作并非如此，所谓“同时”，不过是心在两个念头之间以闪电般的速度往返穿梭而已。心一次只能做一件事情。有些人说，假如他们想着棕榈树以及阳光海滩，那么就能快点完成洗碗之类单调乏味的家务，他们是在自欺欺人。这些人的心在白日梦和手上的活计之间往来穿梭。真正给到工作的注意力，因此减少了，干活的手也慢了下来。保持专注于一，事半功倍不是好得多吗？

如果你全神贯注于一本书或者一个电视节目，你会听不到外面的嘈杂声，即使人家叫你的名字你也听不到。有人朝你走来，你会视而不见。身旁的桌子上摆着玫瑰，你也闻不到它的芬芳。这就是专注，即聚焦的心稳稳地固定在一物之上。

每个人或多或少都拥有专注的能力。有意识地运用这种天赋的能力可以强化思维流动，理清想法，调用心的一些强大潜力。曾经朦胧与模糊的，变得清晰而明确。曾经复杂与棘手的，变得简单而容易。我们能够更有效率地工作，用更少的时间完成更多的工作，并且提升自己赚钱的能力。

专注同样能预防或减缓衰老。30岁以后，人的大脑细胞的死亡速度为每天10万个，并且没有新细胞来补充。此刻，至关重要的是加强并最大程度地利用我们逐渐减退的能力。练习专注的人能保有清晰的精神视野。

外科医生为病人手术的时候极其专注。技术人员、工程师、建筑设计师或者画家在绘制图纸的细节时，他们的状态就是深度的专注。这个时候，精准是最重要的。在灵性的道路上，修习者必须应对内在的种种力量，这样的专注是必需的。要取得进步，就必须培养极高的专注力。练习须要有耐心、有愿心、不知疲倦地坚持，还要有规律。灵性之路没有捷径。

和其他的灵修方式一样，在瑜伽中，专注是冥想的第一个阶段，而冥想最终会带来对神性的体验。大多数人以为的冥想，其实是专注。心的专注力被放到一个抽象或者正向的象征符号上。当所有不相关的波动止息的时候，一个人就会像一支射出的箭，径直奔向源头。很多街道都通往城市的中心，要去往市中心，你可以沿着其中一条街道前行，而不是在不同的街道之间漫游。

不二论，也就是一元论的吠檀多哲学，认为万物皆神。因此，强烈地专注于任何象征符号，最终都会带来神性的领悟。抽象的象征符号不带情绪，可以升华心识，比起那些充满情感色彩、把心向下拖曳的象征符号更为有效。

专注时心是被控制的，但具体到它在哪个点上转变为冥想，则是无法控制的。进入冥想就像进入睡眠一般。冥想就是关于那至上的唯一念头的持续流动。冥想是个体对神的认同，这种体验就像油持续不断地从一个容器流向另一个容器一般。

快感与心

这种意识的转变往往在习练多年后才会出现。这是因为大多数人都被感官所支配。心被激情和欲望纷扰时，就很难专注在任何事情上。感官事物和欲望是让人向外的力量，鼓动我们的心循着天性向外跑。心一旦向外，就会被没完没了的暂时性事物裹挟。心不能聚焦，能量就不能聚焦。要想专注，心就要聚焦在真我上。专注为开悟之始。

感官的恰当应用可以帮助心转向内在。心天生就摇摆不定，为了制约这种倾向，人们已经使用过各种各样的方法，其中视觉和听觉的方法效果最好。这两种感官是最强大的。它们可以抓住注意力，让思想波动平息下来。

催眠师抓住催眠对象的眼神，用单调的声音有节奏地重复着暗示的话语，以此来控制其心。老师想要学生对他讲的东西特别注意时，会突然大喝一声："看这儿！"这一声很重要。老师吸引了学生的目光，也就把他们的心吸引到了课堂上。

同样地，灵性训练也依靠视觉和听觉培养专注力 。我们可以稳定地凝视一个抽象的符号、钟爱之神的形象（在"佳帕冥想"一章会讲到）、天空、玫瑰或者任意一个实物。作为视觉专注的替代方法，我们也可以用有规律的节奏和声调来重复曼陀罗、神之名、OM或者某些唱诵。通过这些方法，心逐渐向内聚焦。

当这种向内的状态加深时，我们就会慢慢地失去对周围物质世界的意识。下一步就是冥想，在冥想中身体意识也会失去。当冥想达至完美时，就会出现三摩地，也就是真我觉知或者说神性领悟的终极状态。

尘世的快感会强化欲望，让我们想要享受更多。不论已经经历了多少快感，心永远不会满足。它占有的越多，想要的就越多。对此并不知晓的人们，会被其不知足的心极度困扰。要消除这种烦扰，必须消除对感官刺激的渴求。心一旦静下来，达至专注，便不会有对于享乐的渴求。

当感官被控制住，向外的倾向也被扼制，心对冥想的成功就不再构成威胁了。在冥想期间，心必须是内省的，转而向内去发掘它自身的奥秘。降低欲求和减少各种活动，感官便可得到控制。约束饮食是必需的。另外，我们应该避开不良伙伴，避免使用兴奋剂和镇静剂。电视、电影和报纸都会扰乱心念，应该减少，并以静坐和独处来替代。通过观照和调节欲望及情绪，私我、愤怒、贪婪、淫欲、仇恨等会得到根除。

制感（Pratyahara）、专注（Dharana）、冥想（Dhyana）这三者之间的区别，以及被称作三摩地（Samadhi）的超意识状态的开始，对于训练有素的瑜伽士而言，往往是模糊的。当他们坐下冥想时，所有的步骤几乎是同时发生的，而他们会非常迅速地进入冥想的状态。

初学者则首先经历的是制感。然后专注才开始。只有在这之后真正的冥想才会慢慢地发生。在超意识状态显现之前，心往往会变得不耐烦和疲惫，因为它还未被训练到能承受长时间的注意力集中所带来的张力，因而想要放弃。成功达至三摩地有赖于持续而密集的练习、对心的运作机制的了解、对误区的觉知，以及肯为排除这些障碍做出牺牲的愿心。

最好的朋友，最坏的敌人

心是它自己最好的朋友，也是它自己最坏的敌人。瑜伽士认为心有五种不同类型的行为模式。在散（Kshipta）的状态，它是碎片化的，不集中的，并且是分散在各种事物之上的。心不安，不停地从一个事物跳到另一个事物上去。在钝（Mudha）的状态，它是迟钝和健忘的。收（Vikshipta）就是收心。在这一状态下，心努力变得专注——偶尔聚拢，多数时候涣散。在聚（Ekagrata）或者说专注于一的状态，只有一个念头存在。融（Niruddha）的状态，则是对心的全然控制。

专注的最大阻碍是心的不安和反复。一个初学者坐下来练习时，头脑还不习惯这个新的游戏，念头脱离了惯常的轨迹，抑制不住地想要到处跳跃。要消除反复以及其他阻障，达成专注于一，就要坚定不移地将心固定在一个对象之上。天性所致，心就是会跑开，只有反复不断地将它拉回来。心涌出成百上千个念头。若不加以约束，就将一事无成。

内省和审慎地观察心是必需的。各种汹涌的念头必须安定下来，各种情绪也要平复下来。专注的目标是平息心的波动。我们不应让心无谓地耗散能量——在无用的想法、担忧、想象和恐惧上。通过持续的练习，心可以保持一种状态达半小时之久，之后会逐渐延长至数小时。在专注时，心的振动被收拢聚焦，我们可以体验到来自内在的喜乐。

心会被让它愉悦的或者它喜爱的想法所吸引。因此，我们可以专注在那些有吸引力的对象上。因为心天性向外，所以开始的时候我们可以专注在粗显的对象上。眼睛睁开的时候，目光专注于火焰、月亮或者一个具体的灵性符号。之后，再专注于精微的事物或者抽象的概念。眼睛闭上的时候，修习者可以专注于眉心、心间或者任何脉轮，即各个灵性能量中心。

通过操控心，人有能力将它置于控制之下，并且让它专注。然而，切勿与心角力。挣扎只会激活更多的心念波动。很多初学者急于求成，会犯下这种严重的错误。由于引起了对脊髓的刺激，他们可能出现头痛，或者有时感到需要小便。就像聪明的厨子会注意到哪些食物最受欢迎，然后有意准备那些食物；修习者也应注意到哪些情况更有益于进步，然后创造这样的条件，沿着修习之路迈步前行。

有时候灵性修习者会因为觉得困难而中止专注的练习。那他们就犯了大错。在最初克服身体意识的努力中，练习很可能令人烦恼。伴随着身体的不安，还出现了过多的情绪和念头。通常只有在多年的练习之后，时候到了，心才会变得清凉、纯净、强大，无尽的喜悦由心而生。

这个世界上所有的享乐全部加在一起， 也无法和冥想所带来的喜乐相提并论。不管付出任何代价也不要停止练习。保持耐心、乐观及顽强的精神。成功最终会到来的。通过严肃认真的内省，我们可以找出专注的种种障碍。再通过耐心和努力，这些障碍可被消除。而通过辨识、正确的参问以及冥想，这些障碍在萌芽时就可以被消除掉。

心越集中，就有越多能量注于一点之上。生命的意义就在于使心安住在那绝对之上。届时，一个人就变得安然、平和、稳定和强大。在专注中，感官功能停罢，我们不再觉知到身体和周遭的事物。随着专注的深入，我们体会到极大的喜悦和灵性的陶醉。专注会带来冥想，因而会打开爱的内在心门，它是进入永恒之国的凭证。

专注：修习篇

MEDITATION AND MANTRAS

冥想与曼陀罗

> 对于人来说，要对自己的心建立起控制是困难的。要把握自己的心，就要了解心是什么，心是如何运作的，心是如何时时欺骗自己的，以及用什么方法可以降伏此心。只要心安定不下来，还在不同对象间无休止地游荡，一直起伏、兴奋、烦躁、不受控制，那么真我的真正喜悦就无法被觉知，也无法被享有。控制焦躁不安的心，平息和升华所有的念头与渴望，是人类的第一要务。如果一个人降伏了心，就其作为主体的自由和力量来说，他也许可以被称为王中之王。
>
> ——悉瓦南达《征服心识》[①]

科学家推测，普通人只可以有意识地控制其脑力的 10%，其余的部分像浮动的冰山水下那部分一样隐藏着。心的意识层面之下，潜藏着巨大的资源，尚未被开发出来。练习专注可以打开潜在资源之门，将它们释放出来并加以利用。开始认真练习专注之前，必须打下适当的基础，因为心的能量难以捉摸而又无法预测。得体的行为、健康的体魄、稳定的体态，以及调息和制感训练，都是打基础所必需的。基础坚实，建于其上的专注和冥想才能成功。

---

① *Conquest of Mind*——校者

八个步骤

在胜王瑜伽的八支（Ashtanga）之中，可以找到这一基础的设计蓝图。这八个渐进的步骤是禁制（Yama）、劝制（Niyama）、体位（Asana）、调息（Pranayama）、制感（Pratyahara）、专注（Dharana）、冥想（Dhyana）、三摩地（Samadhi，超意识状态）。第一至第五步构成了专注的基础。

禁制有点儿像摩西十诫，是一系列的禁令。这些禁令包括不伤害任何生命、言行思的诚实、不偷盗（包括不贪），以及性能量的升华。劝制就是培养这些品质：身体及外在环境的洁净、满足、节制或者说感官控制、研究灵性书籍，以及服从神旨。禁制和劝制一起培养了高尚的品格及合乎伦理的行为。由此，心得以净化和升华，深度冥想练习成为可能。

健康而强壮的身体系统同样必不可少。稳定的心是以稳固的姿势为前提的。如果一个人承受着膝痛、背痛以及长时间打坐带来的其他痛苦的折磨，要达到专注是不可能的。要达到专注于一的境界，一个人必须能够全然忘掉身体。他的神经必须足够强大，经得起修习中出现的各种各样的精神现象和疑惑。在心向内转的过程中，从前的消极性会冒出来；在较为罕见的情况下，它们甚至会以视像的形式象征性地呈现。意志薄弱的人也许会停止练习，而不是去面对自己的潜意识。只有当身心都保持健康的时候，专注才能成功。体位法让身体和神经系统保持灵活强健，并且有助于确保生命能量的流动畅通无阻。

正如稳定的姿势是必要的，呼吸控制也是如此。想象一个人非常专注地想要听清楚一阵含糊的低语时，会发生什么。他的呼吸会暂停。心和呼吸密不可分，如同硬币的两面。当心不安时，呼吸就变得不规律。同理，当呼吸缓慢而有规律时，心也相应地变得平静。调息法是瑜伽中系统的呼吸控制，其作用是稳定心意，为专注做好准备。

要减少精神能量向外的流动和浪费，感官必须被降伏。我们的能量，四分之一用于消化食物，通常这些食物都是为了味蕾的快感而非营养。另外，精力和体能也挥霍在无用的闲聊上。吃有益健康的天然素食，饮食要节制。每天止语一到两个小时，用这种方式来管住自己的舌头。我们的感官已经习惯性地被过度喂养了，适应了暴饮暴食。请检视自己的习气，厉行约束。

制感是给心断食。许多稍纵即逝的感官感觉滋养了各种念头，而制感则是戒断念头对这些感觉的依附。没有心的配合，感官就不会传输任何体验。制感不允许感官与感官对象接触。例如，我们发现某种音乐或者电视节目让心烦躁不安，那就该把它戒了。收摄了心，也就收摄了感官。约尼印（Yoni Mudra）是制感最图像化的象征，而它本身就是专注练习的一种。练习时，大拇指堵住耳朵，其他手指分别遮住眼睛、鼻子和嘴巴。外界干扰被屏蔽了，注意力可以自由地安放在那仅存的唯一，即内在之声（Anahata[1]）上。

在前五步的练习达至一定程度的时候，就可以尝试练习专注，它是通往冥想和三摩地的跳板。修习不必局限于静室里的

---

① Anahata 一般指心轮，也指瑜伽士听到的来自内在的神秘的声音。参见悉瓦南达《瑜伽吠檀多梵文词典》。——校者

那一两个小时，它可以，也应该渗透到生活的方方面面。

注意力

注意力可以在日常情景中得到发展。专注本身就是让注意的范围变窄。不论做什么事都投入所有的注意力。整个人沉浸在手上的工作中。学着专注于工作，屏蔽其他所有念头。做事不草率、不随意。如此，心便专注于一。

完美专注之下的工作，想失败都不可能。当一个人坐着冥想时，他不应该想着工作。当他办公时，绝不应该想着家务事。训练心只关注手头的事情，意志力和记忆力都会得到发展。

和普通人相比，具有良好专注力的人可以事半功倍。专注于愉快的事很容易，心自然而然地就会被那些让它高兴的事所吸引。一项难度较高但却大有益处的练习，是把注意力集中在自己讨厌的事情上。细察之下，我们会发现这些事情变得更有趣，而兴趣会降低讨厌的程度。同样地，注意力也可以锁定在无趣的事物和想法上。如果在心中仔细审视这些事物和想法，兴趣会慢慢产生，许多心理弱点和精神障碍会消失，心智和意志力会变得强大。

作为专注的预备练习，须择一安静的房间，舒适地盘腿坐着。坐在坐垫上有助于膝盖贴地，这样身体可以恰当地放松。闭上眼睛，留意一下，专注于一只苹果时会有什么事情发生。

一开始，也许会想到它的颜色、形状、大小以及它的不同部位——茎、皮、果肉和种子。接着，想想它对消化系统和血液产生的作用。因着联想的法则，有关其他水果的念头也会试图进入头脑。很快，不相关的念头会冒出来。心开始游走。它可能会想到下午 4 点约了一个朋友见面，可能想到要买一条毛巾或者一罐豆子，也可能会回顾前一天发生的一件令人尴尬的事情。

练习的要点就是跟随一条明确的思维线条，不要中断。跟眼前专注的对象不相关的念头，都要排除掉。这就要求我们坚持不懈。心会想尽办法在旧有的、熟悉的轨道上运行。专注的尝试有点儿像爬山，但每一小步成功都有莫大的益处。

正如万有引力定律等在物质世界中运作，同样地，思维的法则在精神世界运行，例如连续法则。那些修习专注的人应该透彻地理解这些法则。他们必须意识到，当心想着一个事物时，它同时也想着这个事物的特征及其组成部分；心一想到因，就会想到果。通过训练心专注于不同的对象之上——粗显的、精微的，各种大小的，对于它们的运作方式就会逐渐觉知。假以时日，一个强大的习惯就形成了。

瑜伽中一个经典的专注练习叫差塔卡（Tratak），或称稳定的凝视。可以用蜡烛火焰、OM 符号、至爱之神的形象，或者其他任何合适的对象。在它前面坐下。睁着眼睛凝视它，直到眼泪流出来。然后闭上眼睛观想这个对象。重复进行，并逐渐增加凝视和观想的时间。即使在没有实物的情况下，也应该可以非常清晰地观想到专注的对象。随着练习而来的是，看过一眼，就能魔法般地在脑海里再现此一对象的能力。差塔卡让游走的心稳定下来，对于专注大有助益。

第一天只练一分钟即可，然后逐周延长时间。别用眼过度。有些人的眼睛毛细血管细弱，他们的双眼可能会变红。不必紧张，因为这个阶段很快会过去的。差塔卡是极好的专注预备练习，应该练习6个月。练习要有规律有系统。如果练习中出现了间断，应该将间断的时间补上。差塔卡对于预防和消除许多眼疾都是有效的。

差塔卡利用的是视觉感官。感官、对象和心意在粗显的物质世界中被缚，然后被内化到精微的层面。声音在精微层面表达出来时也可以将心内化。但是和观想练习不同的是，专注于内在之声时，内在之声起于精微的层面，也终于精微的层面。

舒适地盘坐。闭上眼睛，用大拇指、耳塞或者棉花堵上耳朵。试着去听那内在的神秘的声音。有可能听到各种声音，例如笛子的声音、小提琴的声音、铜鼓声、雷声、海螺声、铃声和蜂鸣等。如果同时听到好几种声音，凝神去听最响的那种。通常来说，你会在右耳听到这些声音，但有时也会在左耳听到。仅专注于右耳的声音。这项练习可以培养心的专注于一，而心的专注于一则是通过专注于声音振动实现的。

开始实践

在开始有规律的专注修习之前，先要选择一个令人开心的事物或象征符号。如果是灵修，那么应该将心安放在所选择的神明的形象或其曼陀罗之上。舒适地盘坐，闭上眼睛，调匀呼吸。建议吸气三秒呼气三秒。一旦呼吸模式确立了，就把心从呼吸上摄回，这一节奏自会继续。在眉心（眉间轮）或者心间（心轮）的位置，观想专注的对象。通常来说，眉间轮适合理性的人，心轮适合感性的人。专注点，选定了就不要更改。

不要让身心有任何的紧张。当心意游走时——它一定会的，轻轻把它拉回来，但别跟它硬来。假如情绪对练习有干扰，不要去理会。它们很快就会消逝。试图把它们赶走，则会产生更多的内心波动和紧张。淡然处之。如果情绪和心意游走无法自行淡去，不与之认同就好。保持无执，像旁观者一样去观察，仿佛在看电影。真我不是身体，也不是心意。当一个人无执于身心的活动，他就可以体验到自己的真实本性。

专注的目标就是反复地将心带回到同一个点或者对象。要实现这一目标，一开始就得把心的活动约束在一个小范围之内。冥想某个对象时，召集所有跟这个对象有关的念头，并且只想这些念头。心中不能有无关的念头。专注的时候应该只有一条思维线索。跟一个主题相关联的也许有好几个念头，但是没关系，最终只会留下一个。

心之守一，即如教堂的钟声一般，终会发生。这就是冥想，持续长时间练习专注的成果。那种喜悦是无法描述的。当这一念头也消失了，就进入了超意识的状态——三摩地。随着这唯余念头的退去，会有一个空白或者说无思无想的阶段。超越这一空白阶段，个人将认同于那至上，那静观万物的至上。唯在彼时，个体生命的最高目标终于达成。

开始练习专注时，新的心迹尚未形成，人可能会感到乏味无趣。然而，经过一段时间的修习，真正的兴趣终会养成。当修习者取得进步并且尝到一些甜头之后，他会发现自己已经欲罢不能了。一日不练，便寝食不安。专注带来无上的喜悦、内在的灵性能量，还有那永恒的无尽喜乐。它破解知识和直觉的奥义，引领我们与神交接。

冥想

MEDITATION AND MANTRAS

冥想与曼陀罗

铁棍放进炽热的火炉，会变得和火一样红。移开了，它就不红了。如果想要它一直火红，就必须一直放在火中。同样地，如果你想要心一直充满梵的智慧之火，就必须通过持续而密集的冥想，让它一直接触梵的真知之火。你必须让梵的意识之流持续。如果可以冥想半个小时，你就能够触及平静和灵性能量。这就是冥想的益处。既然你不得不在日常生活中和心性怪异的各色人等打交道，那就去从冥想中获取力量与平静吧。如此，你将不会有烦恼和忧愁。

——悉瓦南达《瑜伽的修习》[1]

冥想并不容易。木秀则慢成材。我们必须等待花开、果实成熟，然后才是最后的品尝。冥想之花也是如此，那是一种无法描述的平静，会把人整个儿浸透。冥想的果实就是超意识状态的喜乐，它不可言表——冥想者既成喜乐，还有谁去描述那喜乐呢？无论身处世间何处，没有一处能让心真正得到满足，除了内在。当心从外在世界摄回，投向内在，便会触到那内在的宁静。

① *Practice of Yoga* ——校者

心：主人还是仆人？

我们四处奔忙，寻求未知的体验，但不幸的是，我们总是带着同样的心。只有经年不懈地将心从外在向内收摄，才有可能瞥见那妙不可言的平静。获得平静没有捷径。不可能像今天的人们所期盼的那样，上个十堂简单的课就大功告成了。

对于“心胜于物”的理论，许多现代科学家并不完全理解。大多数时候，他们把心的控制和精神病院、药物以及生物反馈技术画上等号。他们没有意识到，灵魂高于身和心，身心不过是灵魂表达和进化的工具。如果不理解灵魂对于所有一切有生命和无生命的事物的影响，科学界会越来越困惑。为了人类的进化和终极自由的获得，身与心都得调整适应新的环境状况和新的觉知水平。

在西方的传统中，人们常常只是把身体的行为和公认的物理法则相关联。灵魂出窍、千里眼、顺风耳、心电感应、用意念掰弯勺子，诸如此类的体验通常被认为是超越了理智可以接受的范畴。然而，冥想者练习的就是与直觉联结，自身会偶尔经历这些自然现象，也很容易接受它们的存在。这些现象就和广播及电视利用电波把声音、图像发送到遥远的地方一样，毫无神奇之处。自主地控制心跳、控制各种“非自主”功能，以及超联感知、精身出游、精身及其气脉、生命之气、昆达里尼能量等，在东方的生活和思维方式中，都是被广泛接受的事实。

心是一个严厉的监工。当它说跳的时候，它就坚持要我们跳；当它说吃的时候，它就坚持要我们吃；如果它想要支烟，它就说服我们出去找一支烟，不管有多不方便。心永不知足，满足了一个欲望可能生发出上百个的欲望。

曾经有位和尚退隐在喜马拉雅山的一个洞穴里。他只拥有两样东西——身上裹的一块缠腰布，以及备用的另一块。有一天他从一个很远的村子里乞食回来，发现那块备用的缠腰布被老鼠咬坏了。他又弄到一块布，可是又被老鼠咬坏了。于是他买了只猫来捉老鼠。猫赶走了老鼠，但是它要喝牛奶。在印度的乡村里很难买得到牛奶，而且每天去买牛奶也太耗费时间，和尚就买了一头牛。但要喂牛，挤牛奶，照顾牛的需求，养猫，还要进行密集的灵修，这同样很困难。因为需要帮手，这位弃绝者结婚了。于是，所有他曾经弃绝的东西又都回来了。

你一定要时刻保持警醒。一个欲望可能滋生出无数个欲望，从而毁掉你美好的初衷。制服心的专制的秘密就在于别玩这个游戏。持续地控制念头的波动，或者观察它但却不与之认同，你可以减少并且最终停止思想的波动。当思想波动在冥想中停止时，真我得以显现，你会体验到宇宙意识。领悟到所有显化的和未显化的存在都是合一的，这便是人类生命的目标。

合一已然存在。它是我们的真实本性，只因无明才被遗忘了。移除无明的遮蔽，打破我们受困于身心的观念，是任何灵性修习的主要目标。放一盏灯到一间黑暗的屋子里，就可立刻驱除黑暗，照亮整个屋子。通过不断地冥想真我，打破对身心的认同，无明就会被摧毁，真我的无上之光便处处可见。

要认识合一性，就必须放弃多元性的想法。真我无所不在、全知全能的想法必须不断被滋养。在合一中，没有欲望，也没有情绪化的吸引和反感，只有稳定、持久、平静和永恒的喜乐。

灵性的解脱意味着达到合一的状态。

想要解脱的欲望，本身是毫无意义的，因为无限的自由本来就存在，就是人的真性。已有之物，何用索求？所有今世或来世对后代、财富与幸福的欲求，甚至解脱这个虚妄的愿望本身，最终都必须被抛弃，不论是在这一世或者来世。我们应该以纯净而无分别的愿心，朝着目标去引导所有的行动。不要心急火燎地追求冥想的果实。心要充分成熟和纯净才能够有明显的进步，而这需要时间。

在紧张的行动中不断地尝试去感受你就是那合一，这个练习可以去做，也应该去做。让身心运作，但也要知道你是那具有把控能力的见证者，高于它们。别认同于它们。如果感官在全然的控制之下，那么即使是在最嘈杂和拥挤的城市也可以体验到完美的平静与独存之觉。假如感官躁动不已，而你还没有足够的力量将其向内收，那么即使独居在喜马拉雅山脉的山洞里，心也不得宁静。

一开始，必须有意识地静坐冥想，去体验合一的感觉。姿势稳定了，心稳定了，练习相对就容易了。在行动之中体验这种合一的感受要困难很多。然而还应随时习练，否则会进展缓慢。花上几个小时冥想，认同那合一，但在一天中余下的时间里，却与身心认同，这样的方式不会带来快速或者实质性的进步。

从虚幻到真实

正如我们无法向盲人描述色彩，冥想也是一种无法描述的体验。所有凡常的体验都受到时间、空间以及因果法则的限制。

常规的觉知和理解都不会超越这些束缚。有限的体验不可能是超然的，因为它是以过去、现在和未来丈量的。这些时间的概念是虚幻的，因为它们并非恒常的。当下小到无法丈量，稍纵即逝，不可把握。在当下，过去和未来都不存在，因此都是虚幻的。我们活在幻相中。

冥想的状态超越了所有这类的局限。在这里，既无过去，也无未来，唯有在永恒的此刻的“我是”的意识。只有当所有思想波动都停止了，心不复存在了，这种意识才有可能出现。与这种状态最类似的是深睡眠的状态，在深睡眠中既没有时间、空间，也没有因果关系。冥想和深睡眠不同：深睡眠是一种空洞的体验；而冥想是一种强烈、纯粹的觉知状态，会给心灵带来深刻的转变。由于以上原因，也由于冥想运作于超意识而非潜意识层面，因此，我们不要把冥想和催眠混淆。

冥想才是真正的休息。真正的深度睡眠极少发生。在梦中，心仍然是活跃的，在微妙地运作着。睡眠中几乎没有真正的休息。在冥想中，心全然地专注，远离万物，靠近真我；这时便可体验到恒久、灵性和喜乐的休息。一旦冥想有成，原来用于睡眠的时间就会逐渐减少，甚至可以只睡三四个小时。

单从生理层面说，冥想促进与身体生长和修复相关的合成代谢，抑制分解代谢，也就是衰老进程。一般来说，18 岁以前合成代谢占支配地位，18 岁到 35 岁分解代谢开始介入。冥想可以极大减缓这一衰退进程，因为对冥想所产生的柔和振动，身体细胞天生有接收能力。

直到最近，科学家才开始意识到心和细胞之间的关系。就在几年之前，对于瑜伽士通过心识控制各种所谓“非自由”功能的示范，例如心跳、呼吸和血液循环等，他们还报以极其怀疑的态度。他们认定，自主神经系统独立于任何有意识的心识活动。而现在的生物反馈技术表明，专注可以控制绝大部分的身体功能。

现代研究表明，心可以控制单个细胞及细胞群的活动。身体的每一个细胞都被心识之中本能的潜意识层面控制着。每一个细胞都有个体意识和集体意识。当念头和欲望注入身体之中，细胞被激活，身体会顺从集体的需求。

冥想是一剂强大的补药。在冥想中，个体细胞普遍获得巨大的能量提升。负面念头可以污染个体细胞，正面念头让它们恢复活力并且减缓衰老。冥想的振动渗透到所有细胞中，可以预防和治愈疾病。并且，因冥想而生出的舒缓波动，也对心识和神经系统颇有益处，使之长期处于一种正面的状态。内在世界因此获得了心的指令，而使身体健康、头脑敏锐、心灵平静。

每一个个体都有其与生俱来的潜力和才能。他从以前诸世带来了力量和知识。在冥想中，这些从未被察觉的能力浮现出来。当新的能量、通路、振动以及细胞形成时，大脑和神经系统也会发生新的变化。除了获得新的感觉和情绪，一个人还会获得新的思考模式以及对宇宙新的看法，形成合一观。负面的倾向会消失，心会变得稳定。人因而享有完美的和谐、不受干扰的快乐和长久的安宁。

随冥想而来的，是不再恐惧死亡。大多数人认为，死亡是存在的结束，但事实上，死亡只意味着当前的名相的消亡。人越是对名相认同，就越会恐惧。冥想修习带来对名相的无执。它使人意识到，身体及所有现象世界的存在都在不断地变化。

习练者认清了一切事物无常的属性，就会认识到自己不可能抓得住任何事物，包括那累赘的私我认同。在这种要去抓住什么的需求消失以后，当害怕失去那些其实从未拥有过的东西的恐惧消失以后，永生就近在咫尺了。

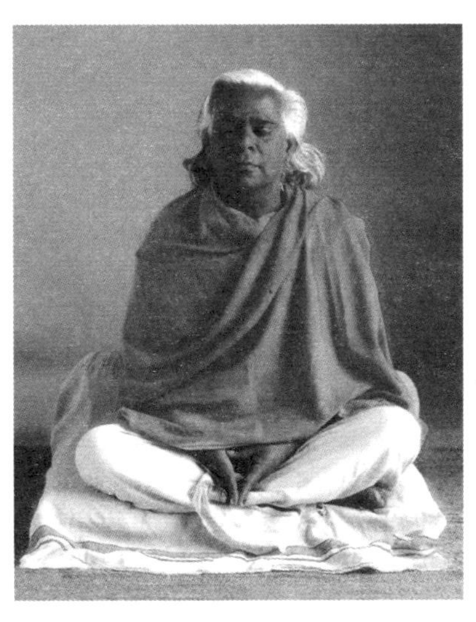

冥想中的威斯奴帝瓦南达

规律地修习冥想的人活力四射、魅力十足。凡是接触到他的人都会被他那乐天的性格、有力的言语、明亮的眼睛、健康的身体和用不完的精力所感染。正如一粒盐落入一盆水中，它会溶解并均匀散布，一位冥想者的灵性气场也会渗入他人的心念之中。人们从冥想者那里汲取喜悦、宁静和力量，被他的话语启发，只因与他接触就提升了心境。在喜马拉雅山的山洞里独自冥想的高阶瑜伽士，比那些站在台上用华丽言辞说教的人更能帮助这个世界。正如声音的振动在空中传播，冥想者那不可摧毁的灵性振动也会跨越无限的距离，将和平和力量带给千万人。

野马

要达到冥想的状态需要时间，因为心就像一匹野马，它会抗拒所有控制它的尝试。要保证进步，就需要纪律、秩序以及专门的技巧和不懈的努力。一开始心会使出各种伎俩， 会逃避、反叛，使冥想练习进展得缓慢而艰难。因此习练者应该对心的运作有所了解。可以在潜意识层面做一些预备练习，这也是自我探究和控制进程的一部分。

应对心的诸般伎俩，方法之一就是训练其潜意识层面。这个层面可能成为你最顺从的仆人。只要努力，每个人都可以利用这份奇妙的力量。因为潜意识不会推理，它只是等待着训练的指令。信任感对于发展潜意识最为重要。是真的，任何对于心的潜意识层面的怀疑都会影响它的效力。这份与生俱来的力量，可能会被毒品或者酒精所污染和摧毁；它的好处不为大众所知。悉瓦南达洞悉了它的秘密，他在《专注和冥想》一书中写道：

心的潜意识层面从不休息。即便是在睡梦中，它也在筛选、分析、比较信息，执行命令。其中很大一部分是成堆的被掩埋的经历；通过专注，它们可以被带到心的显意识层面[①]上来。它是记忆的储藏室，不仅是今生的，还有往世的。所有在这一世和往世你所继承的，所有你曾看到过的、听到过的、享受过的、品尝过的、读过的，或以其他任何形式了解到的，都在其中。精通了指挥潜意识的技巧，所有这些知识都可以被提取和利用。

当你没有能力解决一个问题时——不论是个人的、哲学的或是科学的问题，只管叫你的潜意识来替你解决。给予它全然的信任和信心，它就能提供正确的答案。指令的措辞必须非常清晰明确，毫无含混模糊。如果一觉醒来，解决办法还没有找到，就在每天同一时间重复这个指令，直到回应出现。

除了作为知识的来源，心的潜意识层面同样可以是忠实的仆人。你可以训练它在特定时间唤醒你，你只需要在入睡前给它一个确定的建议或者清晰的命令。作为预备练习，一开始可以要求它做这种简单任务。通过进一步利用它的潜能，心的显意识层面上的压力会被卸下来，使其能从部分日常杂务中解放出来。

专注的练习和持续的警醒有助于准备和训练心的显意识层面，为冥想做好准备。基本的冥想模式有两个：一是有属性的（Saguna），或者具象的；另一个是无属性的（Nirguna），或者抽象的。冥想图像或者其他外在的对象就是具体的。冥想

① 《完全瑜伽图解》将心识分为潜意识、意识及超意识三个层面。为了突出三者之间的区别，本书称“显意识（层面）”，意同“意识（层面）”。——校者

一个想法或者概念，例如爱或者美丽，就是抽象的。因为把心保持在具体的图像上比保持在抽象的概念上容易，所以必须长时间练习有属性的冥想来做准备，心才能够把握抽象冥想。观想一枝玫瑰，细想它的方方面面——颜色、香味、刺以及各种用途等，这都不是问题。心会沿着特定的轨道移动。但是如果要冥想神圣的智慧会怎样呢？习练者可能会耗尽心力，徘徊于数不清的弯路之上。

无须多说，初学者应该练习具象冥想。而具象冥想的对象是什么，根本上来说无关紧要。冥想一个点和冥想基督教的十字架可以有相同的结果，虽然冥想一个点需用的时间要长得多。不管是哪种方式，心都可以穷尽自身去想它所有可能想到的关于冥想对象的念头，或者只去想一两个相关的念头并严格地将其他所有念头排除在外。重要的不是那个对象，而是心的静止。

正因如此，假如冥想的对象是中性的，没有什么情绪或心理内涵，那么就不大可能引发更多的心念波动，冥想的任务就更容易完成。墙上的一个点比起心爱的人来说，是更适合的冥想对象；去冥想心上人则会像打开了潘多拉的盒子。因为冥想对象会创造出心念波动，一个正向的灵性符号、图像，或者曼陀罗，对灵性修习者来说是有益且必需的。这类符号发出的振动，并不触动心的低等层面，而是将人提升至更高的意识层面。在具象的冥想中，虔诚者认为其自身和冥想的对象是分离的。正如一个人想要品尝蜂蜜的味道，冥想者也想对冥想的对象有所体验。因此，他并不急着与冥想对象真正融合。

通过具象冥想的习练和净化，心变得训练有素且自律。此时可以更进一步，练习抽象冥想。这是从具象冥想方式的自然过渡。心固定于一个抽象的概念上，慢慢地融化、延展、失去自我意识，并与那无形无相的绝对合一。冥想者不再仅仅是品尝蜂蜜，他和蜂蜜融合，变成了蜂蜜本身。

冥想由专注发展而来，是认知或者念头的持续流动，就像河中的水流。专注时，心受到严格的约束；而冥想时，心已经不再需要这样的约束，因为它会自然而然地停驻于一个单一的思想波动之上。对灵修者来说，就只是维持神的意识的不中断的流动。耶稣说："清空你自己，而我将充满你。"这和帕坦伽利的教诲相呼应："瑜伽就是约束心的波动。"在此过程中，心的波动逐渐减少，最后只剩下一个念头。这是个令人痛苦的磨炼过程。然而，持续密集的练习，将带来成功。

除了已经列出来的针对专注练习的实修建议，还有其他几点，严肃的瑜伽灵修者也应牢记于心。第一点就是要有一个单独的空间用于冥想。有一个能锁起来的小房间是最好的。如果没有，那就把房间的一角用帘子或者屏风分隔开来。重要的是把冥想的空间和房间的其他区域分隔开来，不为他事所用，这样这个空间的思想振动可以保持纯净。这个空间应该用圣哲、智者、先知或世界级导师的照片来装饰。早晚应燃香、点蜡烛。不要让任何其他的人进入，以免扰乱其中的振动。这里应该被当作神庙，要带着虔敬之心进入。不要在其中沉湎于任何俗世的谈论或念头。说出的话语、做过的事、心中的念头，都不会消失。它们体现在空间的精微层面上，并且会影响到心。

瑜伽的道路上有着许多困难和陷阱，因此古鲁是必需的。如果修习者冥想他的古鲁，即便相隔遥远，他们之间也会建立起一种联系。古鲁向学生散发力量、平静和喜悦，以回应学生的念头。灵性的磁力稳定地从导师流向弟子，就像油从一个容器流向另一个容器。学生能从老师那里汲走多少取决于他的念头本身。当他真诚地冥想老师时，老师能真切地感受到这一念流在触动他的心。拥有内视力的人可以清楚地看到在弟子和老师之间那条细细的、明亮的光线，而这条线是因纯净的念头振动而形成的。

高阶冥想

冥想时，各种各样的体验会不时出现。修习者可能会注意到前额中央出现的光，或者有炽热的小火球在内眼之前动来动去。有时内在的各种声音也会被更加清楚地听到。偶尔来自意气层界的生命体或非生命体也会显现。甚至会有短暂的喜乐感。这些现象会在“冥想中的体验”一章中详述。

当这些不寻常的冥想体验发生时，修习者不必惊慌。也不应仅仅因为出现了一些光，稍微有一点高于身体意识的体验，就错误地认为已经达成了三摩地。不要迷恋于这些视像。如实接受即可：这些现象，是在鼓励修习者继续坚持灵修之路，与此同时也使修习者相信超自然事物的存在。

深度冥想中，修习者首先忘记外部世界，然后忘记身体。时间的概念会消失。他什么声音都听不到，也意识不到周围的事物。上升的感觉是超越身体意识的信号。一开始，这种感觉只会持续一下下，同时伴随着一种特别的喜乐感。当冥想加深时，身体意识会消失。知觉的消失通常从双腿开始，然后是脊椎、后背、躯干和双手。这时，头会感觉悬在空中，思想意识会占据主导。

如果不想工作，只愿冥想的话，修习者应该过一种完全隐居的生活，靠牛奶和水果维生。倘能如此，将会有快速的灵性成长。当这种冥想的心境消失时，应当再次拾起工作。这样，通过逐渐的修习，心得到塑造。

最终，自我觉知逐渐逝去，推理和反省停止。一种更高的、难以描述的平静将会降临。然而，要完全超越身体，与冥想对象合一，或者要得到真正的灵性体验，需要很长时间。三摩地，或者说超意识状态，是冥想的最高目标，不是稍一练习就可以达成的。要获得与神融合的最终状态，修习者还必须禁欲，并严格地限制饮食，保持心的纯净，并且完全虔诚于神。

人在长期稳定的冥想之后，会对宇宙意识有所体验，最开始只如一瞥般短暂，之后，在那些觉悟的灵魂中，这种体验就变得自然而持久了。因此，当智慧之光闪现时，不要被吓到。这将是带着强烈喜悦的新体验。别逃避冥想，也别放弃冥想。这只是对真相的掠影的一瞥，是一个新的平台，但却并非全部的体验。别停下来。继续向上攀登，直到抵达最终的目标。

不同的心适合不同的冥想方式。不同的技巧和方法对每个人的作用都不同，修习者应该尝试各种不同的方法，然后选定让自己感觉最自在的那一种。

方法虽有不同，但所有的体系都指向同一个目标，这一点须再三强调。哪一种方法最容易呢——胜王瑜伽、曼陀罗瑜伽、昆达里尼瑜伽、智慧瑜伽还是虔信瑜伽？每一个都有它自己的问题和诱人之处。就胜王瑜伽而言，习练者的危险在于与自己的纯净相认同，以及因自己对心的控制力而感到骄傲从而导致我见膨胀。就哈达瑜伽而言，一个人可能要耗费多年的时间来唤醒昆达里尼能量。而在能量被唤醒之前，应该已经有一些神通呈现了，习练者可能会被这些力量带偏。智慧瑜伽修习者虽然坚持与梵的认同，却往往会执于智性鞘。当一个虔信瑜伽士向神臣服时，他会面临严峻的考验，以检验他有没有彻底臣服。无论使用什么样的方法、术语和技巧，基本的概念是一样的，而且方法也通常相互交叠。没有泾渭分明的定义，也没有本质上截然不同的概念。所有瑜伽的终极目标都是与那绝对相融合。

宇宙意识的状态壮丽宏伟，无法描述。要领会和描述它，心极难胜任。宇宙意识的状态激发敬畏、喜悦，让人不再有痛苦、悲伤和恐惧。它带来开悟，并将这些体验放置在一个全新的存在层面上。人会体验到一种普世感，一种对永恒的生命的觉知。这不仅仅是一份信念，而且是对真知的实际体验。尽管这种知识是一种内在的天生的能力，但要唤醒它，训练和自律是必要的。由于无明，于大多数人，它并不运作。

无论是谁，只要他带着纯净的心有规律地练习冥想，都可以体验到那绝对。抽象的推理和研究书本是不够的。这种更高的直觉性的知识，或者说神圣的智慧，来源于直接的体验。这种体验是超意识的、超然的，感官、头脑、情绪和智力全然止息。这不是一个耽于幻想的空想家想象虚构出来的，也不是一种催眠状态，而是那绝对的真相，仅为灵性之眼（即直觉之眼）所认知。

私我解体了，分别心消失了。所有的障碍、二元感、差异、分离和区别都不见了。不再有时间和空间，只有永恒。体验者感觉他所有的欲望都被满足了，也没有什么需要了解了。他感到自己完美地觉知到了超意识层面的知识和直觉。他知道了创造的全部奥秘。

没有黑暗也没有空虚，一切都是光。二元性消失了。没有客体，也没有主体。没有冥想，也没有三摩地。没有冥想者，也没有冥想的对象。没有欢愉，也没有痛苦。只有完美的平静与绝对的喜乐。

MEDITATION AND MANTRAS

佳帕冥想：理论篇

冥想与曼陀罗

曼陀罗瑜伽是一门精确的科学。Mananat trayete iti Mantrah——这句梵文的意思是，“修习者一直想着曼陀罗，便会得到保护，并从生死轮回中解脱出来”。Mantra（曼陀罗）之所以被称为Mantra，是因为它是经由思想过程实现的。Mantra这个词的词根man源于“思考”一词的第一个音节，而tra则源于trai，意味着“免于”现象世界的束缚。曼陀罗会产生创造性的力量，带来永恒的喜乐。持续不断地重复曼陀罗可唤醒意识。

——悉瓦南达《佳帕瑜伽》[①]

曼陀罗是蕴藏在声音结构中的神秘能量。每个曼陀罗的振动中都蕴含着某种力量。通过专注并重复特定的曼陀罗，它的能量可以被引出来并且得以成形。佳帕，或者说曼陀罗瑜伽，就是这样一种将曼陀罗中蕴含的力量应用于特定目的的修习。

每一个曼陀罗都是由梵文的50个字母的声音组合构成。梵文（Sanskrit/Devanagari），义为神的语言。古代的圣哲通晓更高层面的意识，他们非常清楚声音里蕴含的内在力量。于是他们使用声音的组合来建立特殊的振动。系统地运用这些振动，

---

① 一译《唱诵瑜伽》（商务印书馆2018年版）——校者

简直可以移动大山。实际上，某个关于金字塔建造的理论就提出，正是有关操控声音振动的科学的高度发达，使得古埃及人得以雕刻并移动了那些巨大的石块。

这样的奇迹是否要归功于声音的控制，现代科学尚无定论。但毫无疑问的是，声音对人类的身心有明确且可预测的影响。一个明显的例子就是古典音乐和摇滚乐的区别。前者更让人放松，而后者比较容易让感官兴奋。在更精微的层面，各种曼陀罗都被用于特定的目的。具体来说，它们让心专注于那至上的存在，并在身体的各个脉轮释放灵性能量。

曼陀罗有不同的类型。一些叫作种子曼陀罗（Bija）[①]，它们没有明确的含义。种子曼陀罗直接作用于精身中的气脉（Nadis）。它们在沿着脊椎分布的脉轮中振动，就像精微的按摩一般，疏通堵塞，使昆达里尼能量得以更自由地流动。在这些曼陀罗中，声音的名和相融合在一起，无法分离。还有一些曼陀罗是有意义的，可以解读的。这类无属性的（Nirguna）或者说抽象的曼陀罗会在身体里引起强大的振动，但是在语言上则强调与那未显化的纯粹意识的合一。

然而使用更普遍的，还是择神的曼陀罗。使用这些曼陀罗时，伴随着声音的重复，还会观想具有特别属性的具体形象。例如，决心要摧毁自己负面特质的隐士，可以重复湿婆曼陀罗。希望成为有爱心又有责任感的丈夫或妻子的已婚人士，可以冥想罗摩之名。一个人如果认为神是无限的、充满爱的，甚至有些调皮的，则可以重复克里希纳曼陀罗。如此，则他自身也会形成

① 梵文 Bija 也常译作根音。——校者

这些特质。

物理学瑜伽

然而，需要强调的是，观想神只是辅助我们让心变得专注。重复神之名的曼陀罗会内化曼陀罗中的振动能量。当湿婆的名字被专注地重复时，这声音实际上会打破我们的低等属性。很久以前，人们用神话的方式来解释湿婆；今天，科学家解释道，能量被分解时，会形成图案，会跳舞。这和湿婆之舞是一样的。《物理学之道》（*The Tao of Physics*）的作者弗里特霍夫·卡普拉（Fritjof Capra）留意到印度湿婆神（毁灭的力量）和量子理论之间的相关性。量子理论认为物质从来都不是静止的，而总是处于运动的状态。在以下名为《物理学瑜伽》（*The Yoga of Physics*）的摘录中，卡普拉博士对它们之间的关系做了解释。这些摘录出自1977年10月29日他在洛杉矶“物理学与形而上学”研讨会上做的主题报告。

“什么是宇宙的本质和源头？什么是人类存在的本质？物质由什么组成？精神和物质的关系是什么？空间是什么？时间是什么？古往今来，不分男女老少，人们都为这些问题着迷。人们在不同的时代，不同的文化背景下，提出了不同的见解。

“艺术家、科学家、萨满、神秘主义者，都有他们描述这个世界的方式——既有语言的，也有非语言的。我们应主要关注两种方式：一是西方现代科学；二是东方神秘主义，特别是瑜伽传统。我们看到，它们指向非常相似的世界观。

“我的领域是物理学。这门学科在 20 世纪从根本上改变了我们对现实世界的许多基本认识。例如，在亚原子物理学中，物质的概念就非常不同于经典物理学中传统的物质实体的概念。同样地，其他诸如空间、时间、物体、因果关系的概念在两种物理学中也非常不同。伴随着这些概念的变化，一种新的世界观出现了。结果发现，这种世界观同所有时代不同传统的神秘主义的观念都非常接近，特别是东方的宗教哲学观，如印度教、佛教、道教。

“在瑜伽传统中，据说有许多道路，全都通向灵性知识和自我领悟。在某种程度上，我相信现代物理学可能也是这样的一条道路。它的宇宙观和那些伟大的瑜伽士和圣哲们的观点是一致的。从这个角度，我来谈谈物理学瑜伽。

“经典西方物理学源于5世纪希腊原子论哲学，这个学派认为物质由叫作原子的基本结构组成。原子被认为是坚硬的、实心的、基本上是惰性的物质粒子。这种惰性物质被说成是由完全不同性质与类别的外在力量所操纵，而这些力量被认为是精神世界的。这样就创造出来一种二分法，并且在接下来多个世纪中成为西方思想的特性。这导致了精神和物质、身与心的二元论。

“和经典西方科学的机械论观点相反，东方的观点可以说是有机的、整体的，或者说生态的。东方世界观认为，事物和现象是同一个现实的不同显现。把世界分成不同的物体，尽管在日常层面上实际、有用，但这在印度被看作是一种幻象——摩耶（Maya）。对东方神秘主义者来说，物体有着一种流动的、不断变化的特点。改变、转化，流动、移动，这些在他们的世界观里扮演着不可或缺的角色。宇宙被看成是一个不可分割的现实，永远在运动中。它是活生生的、有机的，是灵性的，同时也是物质的。如今，非常相似的观点正出现在现代物理学中。

“20 世纪，西方科学家们开始探测原子。他们发现原子并不是硬的，也不是固体实心的，而是主要由空间构成的。每个原子都有一个微小的核，这个核由一些粒子组成。围绕这些粒子旋转的，又是一些其他的粒子。一开始，科学家们认为这些次原子粒子一定是物质构成的基本单位。但是他们又发现这是错的。这是在 20 世纪 20 年代当原子物理的理论框架——量子理论被提出时发现的。

“量子理论显示，次原子粒子作为孤立的个体毫无意义，只能这样理解：它们是各种观察和测量行为之间的关联。粒子不是事物，而是事物间的关联；而事物又是其他事物间的关联。以此类推。

“因此，量子理论揭示了宇宙本质的合一性。它显示我们无法将宇宙分解为独立存在的最小单元。当我们深入探索物质时，自然没有给我们展示任何孤立的基本构成单元，它所展现的，反而看起来是一个统一整体不同部分之间构成的复杂关系网。

“进一步说，这个关系网的本质是动态的。根据量子理论，物质从来就不是静止的，而总是在运动中。宏观来说，环绕我们周围的物质也许看起来是没有生机的、不活跃的。但是假如你放大一块金属或石头，你就会发现其中充满了活动。

“现代物理学描述的物质，不是惰性消极的，而是持续在舞蹈和振动的。这非常像东方神秘主义描述的世界。它们都强调应该去动态地了解宇宙。宇宙的结构不是静态僵化的，应该以动态平衡的眼光看它。

“物理学家谈论次原子物质一直在不停地舞蹈，他们事实上就用了‘创造和毁灭之舞’或者‘能量之舞’这样的字眼。当你看到物理学家们在他们的气泡室里拍下的粒子轨迹照片，这些词会自然出现在你的脑海中。

“当然，不止物理学家们谈论宇宙之舞。也许这种象征最美的例子存在于印度教中，即湿婆起舞的概念。湿婆是宇宙之舞的化身。根据印度传统，所有的生命都是一场生与死、创造与毁灭之间有韵律的交织。

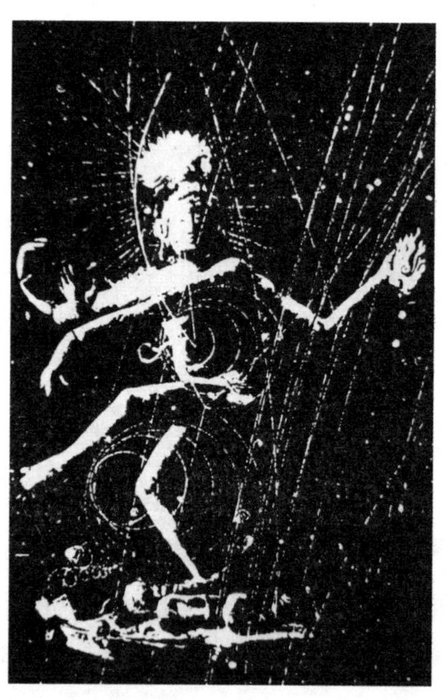

粒子轨迹与湿婆起舞的合成图片

注：摘自卡普拉《物理学之道》第 224 页。版权所有 @1975 Fritjof Capra。

“印度的艺术家为跳舞的湿婆神创造了美丽的图画和雕塑。这些雕塑是宇宙之舞的视觉图像，现代物理学家在气泡室中获得的粒子轨迹照片也是。后者是湿婆之舞的现代版本，是用西方最先进、最现代的技术设备获得的。对我来说，它的效果和壮丽的印度雕塑一样优美和深刻。在这两个例子中，我们都在勾画创造和毁灭的永恒舞蹈，那是所有自然现象的基础，也是所有存在的基础。因此，我把这两者放在了一起。你们看到的是 12 世纪和 20 世纪两个版本的湿婆之舞融合版。你能看到，这张宇宙之舞的图片以一种美丽的形式，将古代神话、宗教艺术、神秘的洞见以及现代科学融合在了一起。”

声音：所有物质的种子

“太初有道[①]，道与神同在，道就是神。”《圣经》中提到的“道”就是印度坦特罗（Tantra）中的梵之声（Sabdabrahman）。词语、声音和曼陀罗是印度宇宙学说中不可或缺的部分。佳帕，也就是曼陀罗的重复，将宇宙学原则从理论领域带到了实际运用中。这是从微观到宏观的道路，是将个体带回本源的工具。

一开始，未显化的宇宙——萨克谛（Shakti），像一枚蛋在寂静、不动的虚空中飘浮。它是一团潜在的、未分化的能量，含藏着所有宇宙的种子能量。它在虚空中栖身；幻化为显化的宇宙，继而又以消融的方式摄回自身（Pralaya，回溯）。宇宙

① “道”对应的原文为 word，本义为词语。——译者

就像那日与夜，进而为物质，退而为原初能量，如此交替，无始无终。

在消融阶段，萨克谛，也被称为神圣力量或宇宙能量，处于静态休眠中。就像潜藏在球茎中的郁金香花一般，我们所知的这个名与相的宇宙，也包藏在萨克谛中。它的内核是三种属性：萨埵（Sattwa，纯净）、罗阇（Rajas，活动）和答磨（Tamas，怠惰）。这三种属性如万花筒般千变万化，渗透到了宇宙的所有层面。

宇宙从无意识、不动、不可知、未显化，进化为有意识、活动、可知、显化的微观世界。而人类的进化则是一次回归之旅：从微观世界粗显的物质层面回归那绝对。前者的力量是离心的，后者则是向心的。

在坦特罗的观点中，声音作为未分化的智性的振动，是显化宇宙得以显现的催化剂。一个原初的振动扰动了蛰伏中的萨克谛的平衡，唤醒了罗阇这一活动原则，来开展多样性的宇宙的创造。致因的振动——梵之声，是无分别的无声之声。其波长，即我们体验到的神。

这伟大的宇宙振动将萨克谛分裂成了两个磁场，表现为两个层面：那达（Nada）和宾度（Bindu）。作为离心而积极的阳性力量，宾度是那达运作的基础。作为向心而消极的阴性力量，那达展现出显化的宇宙。它们被认为是至上力量的父面和母面。萨克谛的一分为二是整体中的二元，而非分离的两个个体。显化的萨克谛底层的两极二元性，实际上提供了一种磁力，将物质世界中的分子维系在一种振动的状态中。

借助延时摄影技术，我们可以观看玫瑰花蕾绽放的过程。

像玫瑰花蕾一样，宇宙也会打开和扩展。这团振动着的能量体，蕴含着宇宙的种子能量，它在第一次分化后，以波长的形式继续分化和扩展。到第五次分化时，能量在粗显的层面得以进化，并创造出 50 个清晰的声音，也称为瓦尔纳（Varna）。瓦尔纳有颜色之义，在视觉世界中，所有的声音都有与之对应的颜色振动。

这些根音排列组合，就形成了形象的宇宙。作为物理振动，声音能够创造出可预见的形象。声音的组合可以形成复杂的形状。实验显示，由特定乐器产生的音符可以在沙床上产生明确的几何图案。要产生某个特定的形状，就必须发出一个特定音高的特定音符。准确地重复音符和音高，就可以复制出这个形状。

这个物质世界的所有形象之下，是这 50 个原初声音的振荡波的不同的组合。因此，声音即是潜在的形象，而形象就是显化的声音。物质和感知者的心，都拥有不断振动的本质，所以，这个显化的形象世界只能作为扭曲的幻象被体验到。

支离破碎的 50 个基本声音，它们自己也已经在时间的长廊里渐渐消去，淡出了人类的记忆。然而梵文这门语言，直接源自它们，它是所有语言中最接近这 50 个基本声音的一种。曼陀罗是从瓦尔纳演化而来的声音能量，以梵文音节展现给古代圣哲。

声音作为能量

灵性修习者在冥想中使用的神圣音节，通常是那绝对的梵文名称。当神圣的力量在声音中显化时，曼陀罗本身就是神的精身。佳帕冥想理论，或者说曼陀罗重复的原理，认为高度虔诚且准确地重复这些音节，曼陀罗的驻神的形象将会被唤起。冥想敬湿婆曼陀罗（OM Namah Sivaya）会产生湿婆的形象，而冥想敬毗湿奴曼陀罗（OM Namo Narayanaya）则会产生毗湿奴的形象。曼陀罗的每个音调所产生的振动都很重要，发音不可随意。习练者通过与曼陀罗波长的调谐，从发音清晰的这个粗显层面，被带着穿越物质宇宙的屏蔽性遮盖，回归个人择神，并最终抵达那至上力量的原初的未分化的能量。

在此有必要考虑一下微观世界，它就是微型的宏观世界。它是乘载工具。通过它从发音清晰的层面到致因力量的层面的回归之旅得以实现。个体就像宇宙一样，要连续经历无数世的绽放和消融——对应着活动和休息时期。离心和向心的力量在人身上以呼吸的形式显化，也在心脏的跳动中显现。在人体中，宇宙生命力——那达 Nada 以昆达里尼的形式呈现。这是一种灵性能量，它盘绕在脊椎底端，处于灵性休眠中。那 50 个基本音最终透过声带在粗显层面发出来，而这昆达里尼能量会随着这些基本音脉动。

在瑜伽士的理论中，念、相和音是一回事，就像蒸汽、水和冰是同一种物质一样。它们是某个特定波长的不同面向，或者说是同一个能量振动在经过不同的意识层面。耳朵听到名字并传送给意识的那一瞬间，形象就在心中显化了。

念头和声音以四种基础的状态显化，波谱的一端是声音，另一端是念头。佳帕冥想会带着修习者从最低的状态到达最高的状态。维卡瑞（Vaikhari），也就是话语，是分化程度最大的、实在的、听得到的声音。它是念头翻译到编码（即语言）的状态。

话语是念头最具体的状态。在这第一个阶段，念头同时意味着名和相。名相和思想波动是同一的，它们无法被分开。当“猫”这个词的声音发出来时，一个形象就形成了。反之亦然。然而，越是抽象的词，例如“神”，就越难形成概念。

要使用语言，就要将念头转化成为语言。这一过程在第二阶段发生，称为玛迪亚玛（Madhyama）。透过一个充满了预想、印象、情绪以及其他限制的心理棱镜，说话者或者写作者选择他所使用的言语。聆听者或者阅读者再将这些言语译回念头，而他们的心也同样被自己的各种想法所笼罩。念头转化为语言不可避免地会带来困惑。

假设电脑得到一个任务，把“精神是情愿的，但肉体是虚弱的”这句话译为俄文。然后再从俄文译回来，结果非常可能是“鬼魂在发愿，但肉是生的”。语言的运作机制极端粗糙，极不完善。

帕西妍提（Pashyanti），也就是第三阶段，是可真切感知的声音。它是心电感应的状态，在这种状态里，一个人可以切实地感受到念头的形象。它是所有念头发生的共通层面，不论这个人是英国人还是中国人。念、名、相没有任何分别。看着同一朵花，印度人、因纽特人、德国人和班图人都可以同时以同一种非言语的语言体验到关于花的念头。

帕拉（Para），第四阶段，是最高状态，即超然状态。它没有特殊波长，高于所有的名和相。它是所有语言的那个不变的原初的背景，是纯粹的能量，或者说萨克谛。作为未分化的潜在的声音，它和梵之声相对应；梵之声就是联合一切的神圣振动。

在第一层面的视觉或声音体验中，念头无法留持。即使最慢的振动也太快了。在心电感应状态中，它可以即刻到达任何地方。在超然状态中，所有事物都融合在一起。这个念头或者振动的境界，可以在冥想中达到，通常被称为“神”。

使用声音振动来冥想

佳帕冥想是这样一种方法，将意识从最低层面引导到纯粹念头的最高层面。口诵或者默念曼陀罗，可以将修习者提升至心电感应的阶段，甚至到达超然状态。例如，在心电感应状态，罗摩（Rama）会有一个特殊的形象随其名而呈现。在第四层面，名、相，以及作为见证者的真我，将无法区分。它们合为一体，一切都处于喜乐的状态。修习者并非享受喜乐，而是变成了喜乐本身。这是冥想的真实体验。

声音的力量是巨大的。除了画面和形象之外，它还可以产生观念、情绪和体验。仅仅是听到一些词语，心都会经历痛苦或快乐。如果有人喊“蛇！蛇！”，人们会立即惊恐地跳起来。“有危险的东西出现了！”这种意识就产生了。心起了惊恐的反应，身体就吓得跳起来。这个世界中普通一物的名称都能拥有如此的力量，想象一下神之名会有何等的力量。

佳帕是领悟真我，也就是获得宇宙意识的最直接的方法之一。愤怒、贪婪、淫欲以及其他的不纯，这些污点把内在之光遮住了。而佳帕可以拭去这些遮蔽心的尘垢。就像一面蒙了灰尘的镜子清洁后重获了反光的能力，心中的不纯去除了，它就可以反射出更高的灵性真理。哪怕只是带着感情重复一点点，专注于其含义，都能摧毁心中的不纯。带着信念、虔诚以及纯净修习佳帕冥想，会增强修习者的力量，赋予他曼陀罗的美德和力量。将神展现到他的意识之中，会赋予他光明和永恒的喜乐。

那至上并非一个独立的个体。神是在某一个特定波段上才会得到的体验。佳帕会在心中产生曼陀罗的驻神的形象。通过持续的练习，这个形象变成这个人意识的中心并且能够被直接领悟到。因而，曼陀罗就等同于神。重复的时候，专注在曼陀罗的意义以及这个特定的驻神的特性上，会很快带来神性的领悟。只借助于声音振动的力量，而对曼陀罗意义毫不知晓，这样练习佳帕冥想也会带来领悟，只是花费的时间较长。

曼陀罗的开启

如果可能的话，练习佳帕之前去找一位古鲁并且接受曼陀罗的开启。曼陀罗的开启，如同一道火花，点燃每个人心中蛰伏着的灵性能量。这能量一旦点燃，就可以通过每日的佳帕冥想使这火一直燃烧下去。

只有那些自身纯净的人才能给予别人开启。因此找到一位合格的古鲁非常重要。因为要成功地将曼陀罗植入弟子的心中，他就必须自己去打破它的力量。打破曼陀罗的力量意味着一个人已经做了曼陀罗冥想并且从中获得了关于神的神秘体验，将它的力量变成了自己的。开启的时候，古鲁在自己的意识中唤醒曼陀罗内含的萨克谛，或者说力量，连同他自己的力量一同传送给弟子。如果弟子具有良好的接受能力，他就能在心里接收到一团光辉灿烂的能量，并得到极大的强化和巩固。神圣力量在意识中显化，古鲁、曼陀罗和弟子在其中联结在了一起。

学生和老师之间一定要有心灵的密切联系；灵修是一辈子的事情。无论是用佳帕冥想还是其他修行方式，古鲁都持续指引和净化弟子，增强他的力量，帮他为领悟神性做好准备。实现目标没有捷径。毫无疑问，商贩胡编一气，硬说是曼陀罗，要我们为之解囊，我们要敬而远之。这些机会主义者，正是在利用那些真诚寻找真理的人的灵性本能来牟取好处。

如果找不到古鲁，那就选择任何一个感觉适合的曼陀罗来练习。要带着信念和虔诚，在心中每日重复。这项练习本身就有净化作用，而神性意识的领悟最终是会实现的。

宇宙间一切事物都在特定的波长上振动。这些波长是可操控的。例如，琴声只要够高就能震碎玻璃。不同的曼陀罗，尽管都同样有效，但是却对应着不同的振动波长。开启的时候，根据修习者的心智类型，由古鲁或者修习者本人选择一个曼陀罗。曼陀罗的振动和修习者心的振动必须是相匹配的。心也必须能接受曼陀罗的驻神，该驻神的相最终会显现。通过佳帕冥想将身心和曼陀罗调谐是一个漫长的过程。当这种调谐最终达成时，冥想就发生了。

曼陀罗的重复引导内在思想波动的流动，在冥想状态中，这个流动得到极大的增强。冥想越深入，效果越明显。心向上专注，会发出一股冲力，直冲头顶。结果会有一股磁性的细雨，带着柔和的电流向下沐浴全身。就这样，佳帕冥想的力量引发了神圣的振动。修习者将体验到永恒的寂静，而所有的声音都包含在这寂静之中。

MEDITATION AND MANTRAS

佳帕冥想：修习篇

冥想与曼陀罗

佳帕的效果因专注程度的不同而不同。心应该固定在本源上。只有这样，你才可以实现曼陀罗的最大益处。每个曼陀罗都具有惊人的力量。曼陀罗就是一团闪耀的能量(Tejas)。它通过产生特殊的思想活动来转化心质。重复曼陀罗所产生的有韵律的振动，可以让五大层鞘不稳定的振动得到调谐。佳帕练习可以控制住心偏好思考物质层面的天性。它于灵性能量有益，使其得到强化。

——悉瓦南达《瑜伽的修习》

曼陀罗是以梵文向那至上存在的祈祷，通过佳帕冥想得以加强和推进。它起于话语层面，经念头和心电感应状态，抵于纯粹的思想能量层面。在所有的语言中，梵文是最接近心电感应的语言，因为它和那 50 个原初的音节密切相连。它是逼近超然状态最直接的方式。

曼陀罗并不能为个人炮制或者定做，虽然坊间有这样的传闻。作为声音的能量，它们一直以一种潜藏的状态存在着。正如重力是由牛顿发现的，而非他发明的，曼陀罗也是由古来的大师们发现的。它们被编入经典，并由古鲁传给弟子。尽管在开启仪式时，古鲁按惯例会接受弟子自愿供奉的水果、鲜花或钱财，但是售卖曼陀罗却是完全违背所有灵性原则的。

不管是古鲁、神还是曼陀罗，一经选择，就不应该更改。上山的路有许多条，与其分散能量在所有可能的道路上探索，不如一条道路走下去，这将带领修习者更快地到达山顶。

有属性的曼陀罗

灵性修习者用于领悟神性的曼陀罗被称为择神曼陀罗。它们是有属性的（Saguna，有德），也就是有特质的，或者说是会生成实相的。它们有助于形成概念，就像视觉符号一样。时候到了，曼陀罗的重复终将带来那择神具象的呈现。

作为意识专有的声音体，曼陀罗就是神本身。神的形象显化为声音那切实的部分。因此曼陀罗必须以适当的方式重复，并注意其音节和韵律。如果翻译了，它就不再是一个曼陀罗了，因为翻译过后重新创造出来的声音振动就不再是神的体现了，因而也就无法召唤到神。用适当的方式重复梵文的音节来产生有节奏的振动，只有这样，祈祷者不稳定的振动才能变得规律，以使神的具象得以呈现。

西方人容易认为不同的曼陀罗对应着不同的神，而且终极的体验有着非常大的不同。我们必须永远记住，不同的神是同一神性的不同面向，对于心来说它太过宏大，以致在灵性修习之初，我们无法理解。再次运用关于山的比喻来解释这一点：通往山顶的许多道路可以被看作是对神各个面向的崇拜。山始终是那座山，山顶也从未改变。到达山顶以后，我们的视野将会是完整的。

一个真正的曼陀罗具备以下六个条件：1）它最初被揭示给

一位圣哲，他通过这一曼陀罗获得了真我领悟，并将它传给别人。2）这一曼陀罗里有一位驻神。3）还有一个特殊的韵律。4）包含一个种子曼陀罗。这就是曼陀罗的精髓，赋予曼陀罗一种特别的能量。5）也含有活跃的神圣能量——萨克谛。6）最后，有一个塞子封住了隐藏在曼陀罗里面的纯粹意识。只要这个塞子被持久的念诵移除，纯粹意识就会被揭示出来，而虔诚者就能看到他所敬拜的神的视像。

所有虔诚者敬拜的，其实是同一个至上的阿特曼（真我）。不同只在于敬拜者。这些不同源于我们对敬神方式的多样化的需要。不同脾性的人会被神性某一面向的显现所吸引。有些人为寂静所吸引，有些人为活动所吸引；有些人会迷失在自然之中，有些人会在智力的抽象概念中迷失自己。如果能匹配到最适合的神的显化，那么就更容易接近神。修习者和择神之间的和谐是必不可少的。只有当修习者在所有的神明和一切生命之中都看见自己的择神时，他才可能接近神。

在古鲁开启时，修习者所对应的神，即伊什塔德瓦塔（Ishta Devata）会被选定。每个人在前世都崇拜过某位神，这种崇拜的印象印刻在潜意识里。这些印象影响了思想的振动，并参与形成特别的心性。前世对于湿婆神的崇拜会使一个人在这一世也倾向于崇拜湿婆；它会传递某些精神特质，比如禁欲主义，或者喜爱独处。将湿婆作为择神的人最会被抽象思维及冥想所吸引，并以此作为他崇拜的方式。

将家庭、责任、秩序以及理想看得非常重要的在家人则会被罗摩吸引。罗摩是理想的儿子、丈夫和立法者。克里希那会吸引绝大多数人，特别是虔诚型的。那些活跃、平衡的外向型人，关心别人的福祉，也特别容易被他吸引。克里希那是一个淘气的宝宝，是一个在温达文（Vrindavan）的田野和森林里投入神圣玩耍的年轻人，还是在《薄伽梵歌》中给予智慧的启迪型老师，他的维度包容一切。那些崇敬大自然母亲，把她看作宇宙神圣能量的人可以崇拜杜尔迦（Durga）。如果一个人无法发现自己天性的倾向，那么古鲁将根据自己的洞察为学生选择。

一旦选定择神及其相应的曼陀罗，接受了开启，修习者便会用曼陀罗修习，直到开悟。也就是说，曼陀罗成了他的主旋律。他使曼陀罗的振动成为自己的振动，而越是如此，他离神就越近。

其他神的曼陀罗可以作为补充，例如为了获得某种特殊的品质。持诵敬辩才女神曼陀罗（OM Aim Saraswatyai Namah）可以带来智慧、才智和创造力。敬吉祥天女曼陀罗（OM Sri Maha Lakshmyai Namah）则赋予人财富和繁荣。象鼻神曼陀罗（Ganesha Mantra）会去除任何行动中遇到的障碍。

持诵疗愈曼陀罗（Maha Mrityunjaya Mantra）会防止事故的发生，避免绝症、灾祸，带来长寿与永生。这也是一个解脱曼陀罗。那些每日以此曼陀罗做佳帕冥想的人将享有健康、长寿和最终的悟道。这一最具力量的曼陀罗译为：“我们向三眼大神（湿婆）致敬，他充满着甜美的芬芳，滋养着人类。愿他让我从生死的束缚中解脱出来，正如瓜熟蒂落一般；愿我安住在永恒之中。”

盖娅曲曼陀罗（Gayatri Mantra）是《吠陀经》（*Vedas*）中那至上的曼陀罗。它可以普遍适用于所有人，因为盖娅曲（Gayatri）是宇宙之母，萨克谛本身，没有什么是她做不到的。她的曼陀罗会净化心灵，摧毁痛苦、罪恶和无明，带来解脱；

赋予健康、美丽、力量、活力、权利、智力以及有吸引力的气场。

带着感情、信念和虔诚来持诵盖娅曲曼陀罗、敬湿婆神曼陀罗（OM Namah Sivaya）、敬毗湿奴曼陀罗（OM Namo Narayanaya），或者敬主克里希那曼陀罗（OM Namo Bhagavate Vasudevaya）这几个曼陀罗125000遍，就能保证获得曼陀罗驻神的恩典。敬主罗摩曼陀罗（OM Sri Ramaya Namah）和敬主克里希那曼陀罗这两个曼陀罗能使人首先获得对有属性的神的领悟，继而获得对无属性的神性的领悟。

用于佳帕的曼陀罗

1. ॐ श्रींमहागणपतये नमः

OM Sri Maha Ganapataye Namah

向伟大的象鼻神俯伏敬拜！

OM是原初的、最具力量的曼陀罗声音。几乎在其他所有的曼陀罗里都能找到它。它的作用在于激活那纯净至上的振动。Sri是尊称。Maha义为伟大。Ganapati是象鼻神的另一个名字，他的象征是长着象头的神，代表着力量和坚韧。它去除障碍，赋予成功。

2. ॐ नमः शिवाय

OM Namah Sivaya

向湿婆神俯伏敬拜！

湿婆是苦行者和隐居者的神。他是印度教三位一体的神祇之一。另外两位，梵天和毗湿奴，分别与创造与维持关联。湿婆，那宇宙舞者，掌管着在每一个纪元结束时瓦解宇宙的毁灭性能量。这是旧的事物为新的让路的过程。从更个人化的角度来说，正是借由湿婆的能量，人较低层面的本性被摧毁，从而为正面成长腾出空间。

3. ॐ नमो नारायणाय

OM Namo Narayanaya

向毗湿奴神俯伏敬拜!

纳拉杨那（Narayana）是世界的维护者——毗湿奴神的另一个名字。创造完成之后，是毗湿奴的能量让宇宙维持着秩序。毗湿奴神经常以人身示现，为造福人类而转世到人间。那些积极参与世界运作，并且保持生活和谐的人会被神性的这一面向所吸引。

4. ॐ नमो भगवते वासुदेवाय

OM Namo Bhagavate Vasudevaya

向神瓦苏德瓦俯伏敬拜!

薄伽梵（Bhagavan）的意思是主，指毗湿奴。瓦苏德瓦（Vasudeva）是克里希那的另一个名字，意思是“那驻于所有事物之中，而所有事物皆驻于其内的他”。克里希那是众神之中最受爱戴者之一。人们认为他是世界的老师，因为他是《薄伽梵歌》的源泉。这本书是所有东方宗教经典中最受欢迎的经典之一。人们为克里希那有趣和喜悦的天性所吸引。

5. हरि ॐ

Hari OM

OM 毗湿奴！

哈里（Hari）是毗湿奴的另一个名字。它代表着这样的面向：宽恕那些向他寻求庇护的人过往的所作所为，并销毁这些人的负面诸行。因此，哈里是一个救世主，个人救赎的引导者，也是世界的维持者。

6. ॐ श्रीरामाय नमः

OM Sri Ramaya Namah

向主罗摩神俯伏敬拜！

罗摩，是毗湿奴的转世之一，出于支持公义和奖赏美德的目的，投生于地球。《罗摩衍那》描述的正是他的生活。罗摩过着完美的、负责的生活。罗摩和西塔体现了夫妻间虔诚的关系。他们是所有在家人和负有家庭责任的人的楷模。

7. ॐ श्रीदुर्गायै नमः

OM Sri Durgayai Namah

向神圣之母杜尔迦俯伏敬拜！

至高无上的神性没有特质或属性，而正因如此，它包含了所有的特质和属性。阳性因素是重要的，但是它们必须和阴性因素互相平衡。阳性和阴性只是同一个硬币的正面和反面。杜尔迦代表了神性中母性的一面。她是力量，或者说萨克谛，神性透过她显现。杜尔迦是能量。她是保护者和施恩者。根据印度教的神话，梵天、毗湿奴和湿婆的纯粹意识，即查檀亚

（Chaitanya），联合在一起形成了神圣之母杜尔迦。通常她的形象是骑在一只老虎身上，生着八只手臂，手持鲜花和用于防卫的武器，并做保佑手印。

8. ॐ श्रींमहालक्ष्म्यै नमः

OM Sri Maha Lashmyai Namah

向伟大的神圣之母拉克什米俯伏敬拜！

拉克什米（Lakshmi，吉祥天女）是慷慨的给予者。作为毗湿奴的配偶，她赐予财富及物质和精神世界的丰盈，以此协助维持三界。她被描绘成一位站在盛开的莲花之中，张开双臂的赐予者和美丽女人。

9. ॐ ऐं सरस्वत्यै नमः

OM Aim Saraswatyai Namah

向神圣之母萨如阿斯瓦提俯伏敬拜！

艾姆（Aim）是萨如阿斯瓦提（Saraswati，辩才女神）的种子曼陀罗，是所有学问、艺术及音乐知识的源头。她是梵天的配偶，会参与新观念和新事物的创造。她负责给予智慧和知识，通常是那些从事艺术创意的人的膜拜对象。

10. ॐ श्री महा कलिकायै नमः

OM Sri Maha Kalikayai Namah

向神圣之母卡利俯伏敬拜！

卡利（Kali）是神性的一个层面，负责摧毁和消灭这个世界的负面品质。她是神性中转化的力量，将个体消融到宇宙合一中。摩诃卡利是神性所有表现中最令人生畏的。由于她强烈的净化性特质，很少有人会开启这个曼陀罗。

11. ॐ श्रीहनुमते नमः

OM Sri Hanumate Namah

向神圣的哈努曼俯伏敬拜！

哈努曼（Hanumate）代表着完美的虔诚。他是罗摩神最伟大和最无私的虔诚者。在印度教传统里，他被认为是半人半神，因为他是风神的儿子。他拥有巨大的力量和勇气。

12. हरे राम हरे राम राम राम हरेहरे हरे कृष्ण हरे कृष्ण कृष्ण कृष्ण हरे हरे

Hare Rama Hare Rama, Rama Rama Hare Hare;

Hare Krishna Hare Krishna, Krishna Krishna Hare Hare

我主，罗摩！我主，克里希那！

哈瑞（Hare）是一种荣耀称谓，用于呼唤神。罗摩和克里希那是毗湿奴最广为人知、最受爱戴的两个转世。他们化身为人降生世间，目的是引领人类走向永恒的救赎。这就是摩诃曼陀罗（Maha Mantra，伟大曼陀罗）。在当今时代，它是最容易也最确定的领悟神性的方式。

13. ॐ श्रीराम जय राम जय जय राम

OM Sri Rama Jaya Rama Jaya Jaya Rama

罗摩胜利！

嘉亚（Jaya）的意思是胜利或者致敬。

14. श्रीराम राम रामेति रमे रामेमनोरमे
सहस्रनाम तत्तुल्यं रामनाम वरानने ॥

Sri Rama Rama Rameti, Rame Rame Manorame;
Sahasranama Tattulyam, Rama Nama Varanane

罗摩的所有这些圣名都等同于神的至高之名。

此曼陀罗专治闲话八卦和背后诽谤，也弥补在无意义的闲谈中失去的时间。

15. ॐ त्र्यम्बसकं यजामहे सुगन्धिं पुष्टिवर्धनम् ।
उर्वारुकमिव बर्धबनान्मृत्योर्मुक्षीय मामृतात् ।

OM Tryambakam Yajamahe Sugandhim Pushtivardhanam
Urvarukamiva Bandhanan Mrityor Mukshiya Mamritat

我们崇拜三眼大神（湿婆），他洋溢着甜美的芬芳，滋养着人类。愿他让我从生死的束缚中解脱出来，正如瓜熟蒂落一般。

这是疗愈曼陀罗（Maha Mrityunjaya Mantra）。它消除疾病，预防意外事故的发生，并给予解脱。应每日念诵。

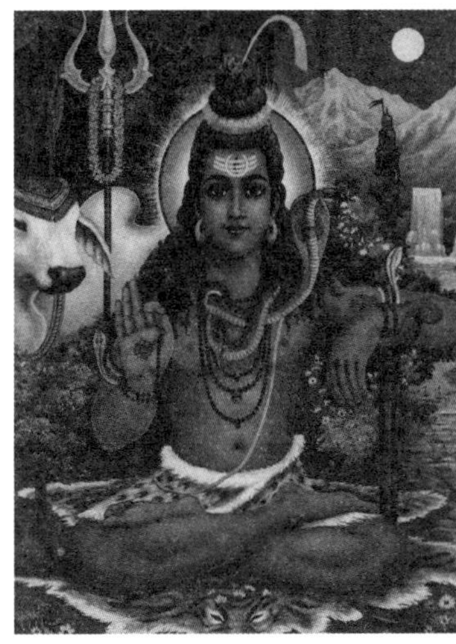

湿婆神

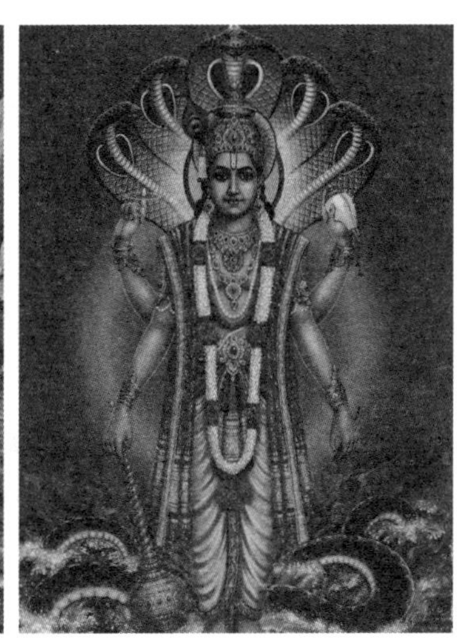

毗湿奴神

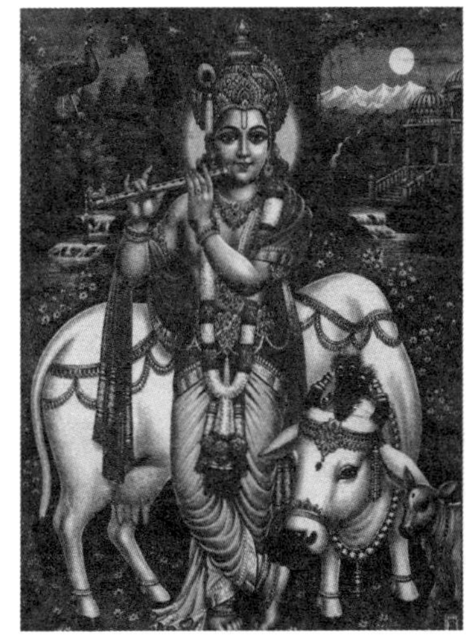

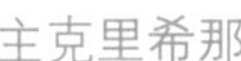

主克里希那

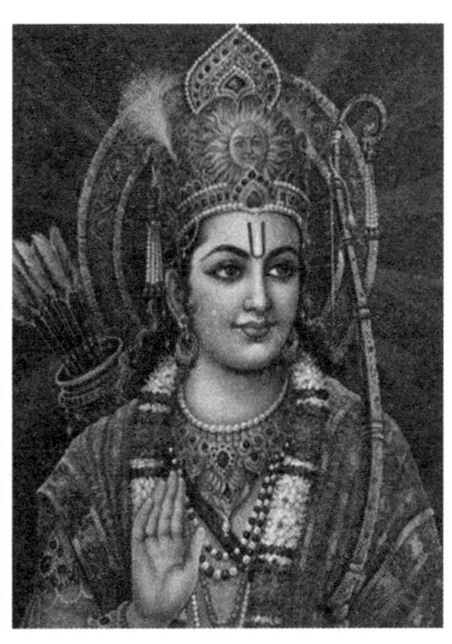

主罗摩

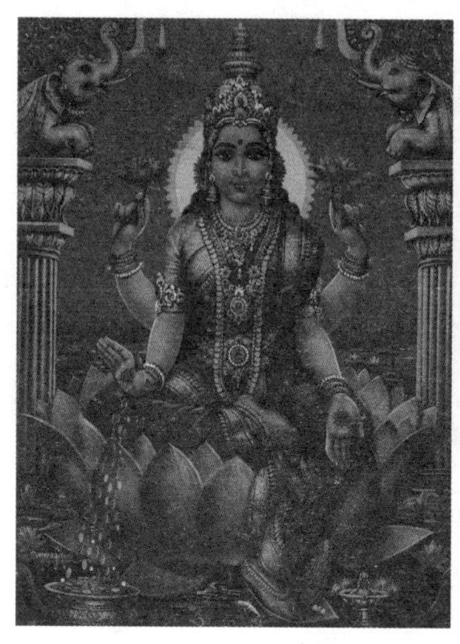

吉祥天女克拉什米

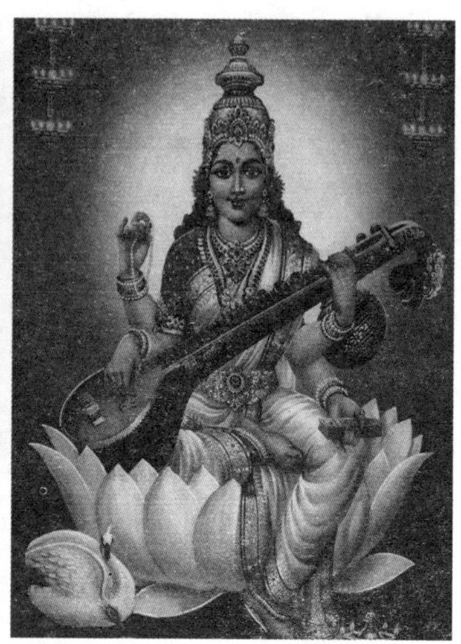

辩才女神

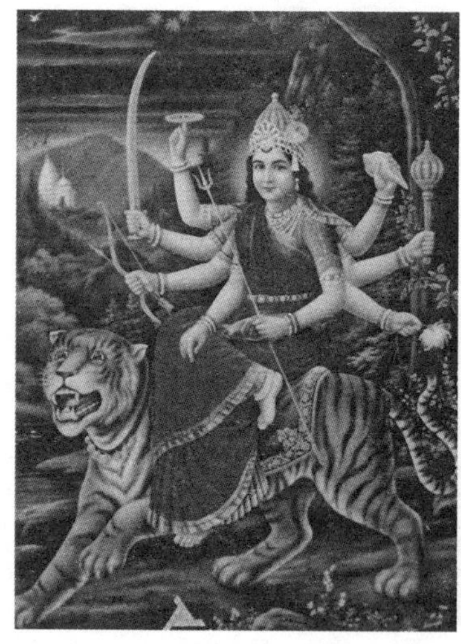

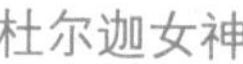

杜尔迦女神

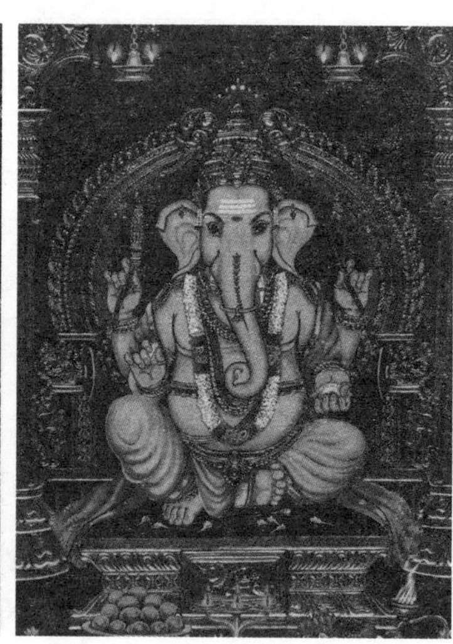

象鼻神

16. ॐ नमोऽस्तु ते महायोगिन् प्रपन्नमनुशाधि माम् ।
यथा त्वच्चरणांभोजे रतिः स्यादनपायिनी ॥

OM Namo ´stute Mahayogin Prapannamanusadhi Mam

Yatha Twachcharanam Bhoje Raith Syadanapayini

向您致敬，噢，伟大的瑜伽士！我拜倒在您的脚下，祈求您的指引，这样我才可以在您的莲足下找到永恒的快乐。

这是一个用于自我臣服的曼陀罗。重复这一曼陀罗，应内心纯净，不带任何个人欲望。

盖娅曲曼陀罗

ॐ । भुर्भुवः स्वः । तत्सवितुर्वरेण्यम् ।
भर्गो देवस्य धीमहि धियो यो नःप्रचोदयात् ॥

OM Bhur Bhuvah Swah, Tat Savitur Varenyam

Bhargo Devasya Dheemahi, Dhiyo Yo Nah Prachodayat

我们冥想自在天（Ishwara）的荣耀。他创造了宇宙，他适合被崇拜，他是知识和光的化身，他是所有罪恶和无明的去除者。愿他点亮我们的智力。

不同神的盖娅曲曼陀罗

盖娅曲是一段有着明确长度和韵律的诗节。上面的盖娅曲曼陀罗（Gayatri Mantra）是吠陀曼陀罗里最神圣的一个，被称作“吠陀经之母”，其形式被用于赞美和祈求许多的神明。

1. ॐ एकदन्ताय विद्महे वक्रतुण्डायधीमहि।
तन्नो दन्ति प्रचो दयात्॥

OM Ekadantaya Vidmahe Vakratundaya Dheemahi, Tanno Danti Prachodayat

这是象鼻神的盖娅曲。

2. ॐना रायणाय विद्महे वासुदेवायधीमहि।
तन्नोविष्णुः प्रचोदयात् ॥

OM Narayanaya Vidmahe Vasudevaya Dheemahi, Tanno Vishnuh Prachodayat

这是毗湿奴的盖娅曲。

3. ॐ तत्पुरुषाय विद्महे सहस्राक्षाय महादेवाय धीमहि।
तन्नो रुद्रः प्रचोदयात् ॥

OM Tatpurshaya Vidmahe Sahasrakshaya Mahadevaya Dheemahi, Tanno Rudrah Prachodayat

这是湿婆的盖娅曲。

4. ॐ दाशरथये विद्महे सीतावल्छभया धीमहि।
तन्नो रामः प्रचोदयात्॥

OM Dasarathaye Vidmahe Sitavallabhaya Dheemahi, Tanno Ramah Prachodayat

这是罗摩的盖娅曲。

5. ॐ देवकीनन्दनाय विद्महे वासुदेवाय धीमहि ।

तन्नः कृष्णः प्रचोदयात् ॥

Om Devakinandanaya Vidmahe Vasudevaya Dheemahi, Tannah Krishnah Prachodayat

这是克里希那的盖娅曲。

6. ॐ कात्यायन्यै विद्महे कन्याकुमार्यै धीमहि।

तन्नो दुर्गाः प्रचोदयात् ॥

OM Katyayanyai Vidmahe Kanyakumaryai Dheemahi, Tanno Durga Prachodayat

这是杜尔迦的盖娅曲。

7. ॐ महादेव्यै च विद्महे विष्णुपत्न्यै च धीमहि।

तन्नो लक्ष्मीः प्रचोदयात्॥

OM Mahadevyai Cha Vidmahe Vishnupatnyai Cha Dheemahi, Tanno Lakshmih Prachodayat

这是拉克什米的盖娅曲。

8. ॐ वाग्देव्यै च विद्महे कामराजाय धीमहि।

तन्नो देवी प्रचोदयात्॥

OM Vagdevyai Cha Vidmahc Kamarajaya Dheemahi, Tanno Devi Prachodayat

这是萨如阿斯瓦提的盖娅曲。

9. ॐ सर्वसंमोहिन्यै विद्महे विश्वजनन्यै धीमहि ।
तन्नः शक्तिः प्रचोदयात् ॥

OM Sarvasammohinyai Vidmahe Visvajananyai Dheemahi, Tannah Shaktih Prachodayat

这是宇宙能量即萨克谛的盖娅曲。

10. ॐ गुरुदेवाय विद्महे परब्रह्मणे धीमहि।
तन्नो गुरुः प्रचोदयात्॥

OM Gurudevaya Vidmahe Parabrahmane Dheemahi, Tanno Guruh Prachodayat

这是古鲁的盖娅曲。

11. ॐभा स्कराय विद्महे महाद्युतिकराय धीमहि ।
तन्न आदित्यः प्रचोदयात् ॥

OM Bhaskaraya Vidmahe Mahadyutikaraya Dheemahi, Tanna Adityah Prachodayat

这是苏瑞亚即太阳的盖娅曲。

无属性的曼陀罗

有属性的曼陀罗有形象，无属性的曼陀罗则没有。这里，不向择神或者说神的个性化的面向祈求，而是用抽象的曼陀罗及吠檀多的宣言来强化与那自然的认同。由于人们的脾性有着许多不同，并非每一个灵性修习者都会被个性化的神所吸引。许多人把宇宙视为多样的能量模式，这些模式互相连接，彼此关联，它们都始于那唯一的源头，或者说那原初的致因。

对于这类性格的人，抽象的曼陀罗创造了一种振动，在其中冥想者认同于整个宇宙。重复这样的曼陀罗，冥想者会抛下对个人身份的认同而融于宇宙。他承认自己和那同质的本底相同，也就是和那存在的能量或者力量相同。这种力量或能量构成并贯串一切存在。

所有的曼陀罗都隐藏在 OM 之中，它是抽象的，是宇宙中最高级别的曼陀罗。OM 是梵之声的振动，或者说神的显化象征；但是，千万不要将它等同于那神圣。宇宙来自 OM，栖息在 OM 中，并且融消于 OM。有时候，它也被写作 AUM。它涵盖了人类的三重体验：A 代表物质层面，U 代表意气层面，M 代表深睡眠的状态以及智力无法企及的一切。超然之音 OM 只有瑜伽士听得见，普通的耳朵无法听见。

字母表中的字母由 OM 发散而来，它是所有声音和字母的根源。A 是发声器官能发出的第一个声音，而 M 是最后一个。这两者之间则是 U 的中间地带。这三个声音组成了 OM，其中包括了所有范围的声音。在 OM 的范围之外，不存在语言、音乐或者诗歌。所有的语言和念头，甚至宇宙自身的能量振动，都来自这个词。

由于 OM 的普适性，所有那些无法找到古鲁的人都可用它作为曼陀罗。但是，正是由于它的普适性，正是由于它缺乏特殊的形象，初学者非常难以把握。心必须非常强大才能专注在诸如 OM 这样无形且抽象的曼陀罗之上。

以 OM 来练习佳帕冥想对心有着巨大的影响。这个词引起的振动非常之强大。用手捂住耳朵，吟诵 OM，我们可以在粗显的身体层面体验到它的振动。如此吟诵其他的声音，则不会在脑袋里产生同样的振动。

正确发音时，声音带着深厚而和谐的振动，从肚脐开始发出，逐渐在鼻腔上方变得明显起来。喉和腭是发音板，舌头和腭都不会碰到。当发 U 这个音时，声音从舌根一直滚落到嘴里发音板的末端。M 是最后的声音，是通过闭上嘴唇发出来的。只是逐个字母拼读出来，便会对神经系统产生一定作用，有益于心灵。正确的发音，将唤起和转化身体中的每一个原子，建立起新的振动，唤醒休眠的身心能量。

正如诸神是那唯一至上的不同面向，不同的种子曼陀罗也是那至上的曼陀罗——OM 的不同面向。种子曼陀罗是直接从 50 个原初声音里衍生出来的一些种子字母，非常强大有力。有些是由复合的字母组成的，例如 HREEM。但通常来说，种子曼陀罗是由单个字母组成的。每一个种子曼陀罗都有一个重要的内在神秘意义，尽管表面上那个声音本身似乎完全没意义。宇宙的每一个元素都有它相对应的种子曼陀罗。空、风、火、水、地分别对应 HAM、YAM、RAM、VAM、LAM。每尊神都有自己的种子音。由于其内在特有的力量，种子曼陀罗通常不会用于曼陀罗的开启。处于纯净状态的人可以练习种子曼陀罗的佳帕冥想，练习之前要完成复杂的仪式。

抽象的曼陀罗

1. सोऽहम्

Soham

我是我所是。

冥想者就是存在本身。他没有形象，没有特质，没有过去，没有现在与未来。这一曼陀罗稳植于心，修习者便不受任何束缚和限制。

2. अहंब्रह्मास्मि

Aham Braham Asmi

我是梵。

这是一个伟大的吠檀多宣言。冥想者反复确认自己同那永恒临在的梵是合一的。如此，他抛下了身体和心的限制，并且确定自己和那绝对是合一的。

3. तत्त्वमसि

Tat Twam Asi

你是那。

“那”是永恒的梵，“你”是冥想者。这是最伟大的吠檀多宣言之一。它认为个体与梵是同一的，梵就是那创造的绝对本底。

4. ॐ

OM

OM，不可译。它包含了三个字母：A、U和M。它意味着时间的三个阶段、意识的三种状态及一切存在。A是醒着的状态，U是做梦的状态，M是深睡眠的状态。OM包含着那达和宾度。那达是那延长的元音的声音，宾度是闭着嘴唇发出的哼音。OM曼陀罗以宾度结束。

种子曼陀罗：神秘的种子字母

1. （हौं）HAUM

在这个曼陀罗中，Ha代表湿婆，Au代表萨达希瓦（Sadasiva）。那达和宾度是悲痛的驱散者。唱诵这个曼陀罗时，应该崇拜湿婆神。

2. （दुं）DUM

这里DA代表杜尔迦（Durga），U代表保护。那达是宇宙之母，宾度表现的是行动（崇拜或者祈祷）。这是杜尔迦的种子曼陀罗。

3. （क्रीं）KREEM

随着唱诵这首曼陀罗，卡利卡（Kalika）应该被崇拜。Ka代表卡利，Ra代表梵，而Ee代表摩诃摩耶（Mahamaya）。那达是宇宙之母，宾度是悲痛的驱散者。

4. （ह्रीं）HREEM

这是摩诃摩耶（Mahamaya）或者说布万尼希瓦瑞（Bhuvaneshwari）的曼陀罗。Ha代表湿婆，Ra代表自然（Prakriti），Ee代表摩诃摩耶。那达是宇宙之母，宾度是悲痛的驱散者。

5. （श्रीं）SHREEM

这是摩诃拉克什米（Maha Lakshmi）的曼陀罗。Sha代表摩诃拉克什米，Ra代表财富，Ee代表满足或知足。那达是显化的梵，宾度是悲痛的驱散者。

6.（ऐं）AIM

这是女神萨如阿斯瓦提（Saraswati）的种子曼陀罗。Ai代表萨如阿斯瓦提，宾度是悲痛的驱散者。

7.（क्लीं）KLEEM

这是爱欲之神的种子曼陀罗。Ka代表迦摩天（Kamadeva，爱欲之主），它也指主克里希那。La代表因陀罗（Indra），天堂的统治者，也是感官之神。Ee代表知足或满足。那达和宾度带来幸福、驱散悲痛。

8.（हूं）HOOM

在这个曼陀罗中，Ha代表湿婆，而U代表巴拉瓦（Bhairava，恐怖）。那达是至高无上者，宾度是悲痛的驱散者。

9.（गँ）GAM

这是象鼻神的种子曼陀罗。Ga代表象鼻神，而宾度是悲痛的驱散者。

10.（ग्लौं）GLAUM

这也是象鼻神的曼陀罗。Ga代表象鼻神，La代表那无处不在者，Au代表光耀或光辉，宾度是悲痛的驱散者。

11. （क्ष्रौं）KSHRAUM

这是人狮那罗星哈（Narasimha）的种子曼陀罗。它是非常凶猛的半人半狮神，是主毗湿奴的转世。Ksha代表人狮那罗星哈，Ra代表梵天，Au义为牙尖向上，宾度是悲痛的驱散者。

曼陀罗的科学非常复杂。甚至有专门治愈被蛇咬伤以及长期疾病的曼陀罗，但这些都是低阶的曼陀罗。在现代社会，粗显的声音振动的力量才刚开始被运用在理疗中，它的潜力也正在其他领域得到开发运用。而古代印度的圣哲早在几千年前就已具备如此成熟的思想。他们运用粗显及精微状态的声音，穿透到人类意识的各个层面，并抵达神圣的振动，而这振动，就是神性体验。曼陀罗始于OM，融于OM，是圆满的循环。

曼陀罗冥想

各种实用的辅助方法可以让佳帕冥想者不断进步。这些方法历经几千年的考验，都是建立于成熟的心理学和自然的原则之上的。

天主教徒数念珠是西方人最熟悉的佳帕形式。类似地，重复曼陀罗时通常会使用一串念珠。这念珠被称为佳帕玛拉（Japa Mala）。它有助于培养警觉，聚焦物理能量，并有助于有节奏地、持续地念诵。念珠一共有108颗珠子。有一颗额外的珠子，比其他珠子稍微大点，叫作弥卢（Meru）。念诵一遍曼陀罗捻一颗珠子，捻到弥卢就意味着，至此已经习练佳帕108遍，或者说一个玛拉（Mala）了。当念珠数到弥卢时，手指不应越过弥卢，而是要在手上把念珠翻转过来；修习者继续念诵曼陀罗，向反方向转动念珠。用大拇指和中指拨动珠子，而避免使用食指，因为食指在能量上是消极的。念珠不应挂到肚脐以下，并且不用时应该用干净的布包裹好。

在开始练习之前，恰当的祈祷会带来纯净的感受。闭上眼睛，专注在双眉之间的眉间轮或者心口的心轮，习练者应该祈求他所选择的神和古鲁的帮助。曼陀罗应该发音清晰，不应有错，因为它即是神本身。念诵必须不太快也不太慢，也必须想着曼陀罗的意义。只有在心开始游走的时候，才应加快速度。练习一段时间以后，自然地心就会开始游走，因此有必要在整个练习中保持警觉。

长时间重复同样的音节有可能会使人觉得单调。为应对单调和避免倦怠，佳帕练习的多样性对于保持兴趣是必要的。这可以通过调整音量来实现。可以高声念诵曼陀罗一段时间，然后变为小声低语，之后在心里默念。心需要多样性，否则它就会疲倦。然而，即便是没有感情地机械性地念诵也有巨大的净化效果。随着净化过程的继续，感情自然会产生。

出声的念诵叫作维卡瑞佳帕（Vaikhari Japa），低声念诵叫作乌帕姆苏佳帕（Upamsu Japa）。在心里念诵叫作玛那西卡佳帕（Manasika Japa），这是最有力量的；它要求更强烈的专注，因为心容易在专注一段时间之后就停止运作。大声的佳帕，它的好处是可以排除所有尘世的声音及外界的干扰，只是使用时要考虑具体情况。习练者可以在必要时交替使用这些不同类型的佳帕冥想，特别是当昏沉袭来时。

初学者不习惯这类活动，可能会在念诵曼陀罗 5 到 10 分钟

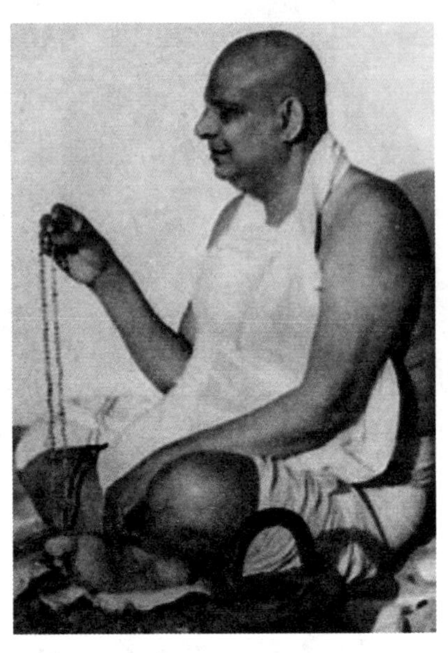

悉瓦南达在使用念珠

以后，就太快地放弃了。这种情况下，这些音节可能听起来毫无意义——仅仅是音节，别无其他。但若能不间断地念诵半个小时以上，修习者给了曼陀罗时间在其意识中发挥作用，在几天内就会感受到它带来的益处。

重复择神的曼陀罗时，同时冥想其形象，这会极大地增强佳帕的效力。声音和形象互相呼应，彼此加强。如果认真并虔诚地念诵曼陀罗，那么，单是声音的振动也足以在修习者的意识中产生形象。在眉心或者心口区域观想神，这样会大有助益。随着观想，还应该意识到与神相关的各种特质。感受神驻于己内，向心和脑散发着纯净，并且通过曼陀罗的力量显化他的存在。

因此，在冥想湿婆时，身体的能量专注在拨动念珠上。而神的意象，包括第三只眼睛及象征性的月亮、灵蛇、三叉戟、鼓等，一起在同一个层面上占满了心。同时念诵敬湿婆神曼陀罗，在另一层面上曼陀罗被嵌入意识之中。重复曼陀罗具有累积的效果，随着练习的持续，它的力量会渐增。显然，佳帕冥想远不只是一项发声练习，这一点应该很明确。它是全然专注的状态。

结束祈祷和休息很重要。佳帕练习完成后，明智的做法是不要立刻投入俗事之中。静静地坐十分钟左右；修习者应沉思静想神明，并且感受他的临在。如此，则当日常的工作和生活又开始时，这灵性的振动才不会受到影响。不论修习者从事何种事情，都应该一直维持这振动流。

从事手工工作时，让手去工作但是把心交给神。就像一位女士一边编织一边和朋友讲话一样，一个人也可以在心里持续地进行佳帕冥想。通过练习，体力劳作会变为自动的。一个人能够整日重复曼陀罗时，神的意识就会渗透到他的生活中。

曼陀罗书写，也就是利基塔佳帕（Likhita Japa），是佳帕的一种补充形式。修习者应该准备特定的笔和本子，用以每日书写曼陀罗。每次半个小时，并且在这个过程中保持全然的静默和专注。书写的时候，同时在心里重复曼陀罗，这样可以强化在意识里形成的印象。利基塔佳帕可以用任何语言和文字书写。它非常有助于修习者的专注从而导向冥想。这个练习有助于建立神性能量的持续振动，这种振动能够指引并保护修习者，不论他在做什么。

没有古鲁的指导，不应尝试习练高阶冥想。那些对梵文、种子曼陀罗以及某些神秘曼陀罗，比如舍利维帝亚（Sri Vidya，一种崇拜女神能量的种子曼陀罗组合），还不太熟悉的人不应该去念诵它们。错误地念诵曼陀罗，实际上可能对精神系统造成伤害。那些还不具备资格的人，以及那些找不到已经破入高阶曼陀罗力量的古鲁的人，应该只专注于自己的曼陀罗。

神相曼陀罗是为普那希恰朗那（Purascharana）而用的。普那希恰朗那，意思是长时期专注的佳帕冥想功课。进行普那希恰朗那时，修习者每天为佳帕留出固定时间。曼陀罗的每一个音节都被重复十万遍。带着情感，循持恰当的仪轨，以特定的方式念诵曼陀罗，直到念满规定的遍数。缓慢念诵摩诃曼陀罗的修习，可能要花三年的时间才能完成。修习者必须遵守经典里针对普那希恰朗那的原则和规矩，必须与这些训诫保持一致，并完美地遵循饮食方面的戒律。

阿努希塔那（Anushthana）是具有宗教苦行性质的修习，借以实现某些目标或事物，而其中灵性的目标是最高的。为了获得成功，修习者的发愿应该是灵性的，并且应该在整个苦行过程中把这个愿望放在心上。苦行的严格程度，可以是多种多样的，这取决于修习者的体质和健康状况。

修习阿努希塔那佳帕，应该按照发愿的目标选择一个神相的曼陀罗。尽管修习者的择神可能是克里希那，但是假如他想写出雄伟庄严的乐曲，他应该念诵萨如阿斯瓦提的曼陀罗；如果他想去除灵性的障碍，就应该选择一个象鼻神的曼陀罗。接下来，修习者就要放下对外在世界的念想，极其专注地长时间地进行佳帕冥想。这会带来目标的实现。

也许还有其他类型的佳帕冥想，但是总的来说，理论和技巧都变化不大。带着信念和虔诚，坚持不懈，佳帕就是领悟神性最直接的途径。

完成一次普那希恰朗那以唤醒曼陀罗潜藏力量所需的时间

曼陀罗	念诵速度（/分钟）			每小时完成佳帕的次数			每天修习6小时，完成一次普那希恰朗那所需的时间					
	低	中	高	低	中	高		年	月	日	小时	分
OM	140	250	400	8400	15000	24000	低	—	—	—	11	54
							中	—	—	—	6	40
							高	—	—	—	4	10
Hari Om / Sri Rama	120	200	300	7200	12000	18000	低	—	—	1	3	47
							中	—	—	—	16	40
							高	—	—	—	11	7
Om Namah Sivaya	80	120	150	4800	7200	9000	低	—	—	17	2	10
							中	—	—	11	3	30
							高	—	—	9	1	35
Om Namo Narayanaya	60	80	120	3600	4800	7200	低	—	1	7	0	15
							中	—	—	27	4	45
							高	—	—	18	3	15
Om Namo Bhagavate Vasudevaya	40	60	90	2400	3600	5400	低	—	2	23	2	0
							中	—	1	25	3	30
							高	—	1	7	0	15

（续表）

曼陀罗	念诵速度（/分钟）			每小时完成佳帕的次数			每天修习6小时，完成一次普那希恰朗那所需的时间					
Gayatri Mantra	6	8	10	360	480	600	低	3	0	16	0	45
							中	2	5	8	5	30
							高	1	7	15	3	35
Maha Mantra / Hare Rama Mantra	8	10	15	480	600	900	低	3	0	16	0	45
							中	2	5	8	5	30
							高	1	7	17	3	35

MEDITATION AND MANTRAS

哈达瑜伽冥想——昆达里尼

冥想与曼陀罗

昆达里尼是每个人身体中蕴含的宇宙能量。她不是像电力或磁力那样的物质能量，而是一种灵性潜能——萨克谛，或者说宇宙能量。她实际上没有形象。她是盘绕着的沉睡的神圣萨克谛，潜藏在所有生命中。这神秘的昆达里尼面朝下位于中脉之口。她苏醒时，会发出像蛇一样的嗞嗞声，因此她也被称作灵蛇之能。昆达里尼是代表言说能力的女神，被所有存在赞美。她被瑜伽士唤醒时，会亲自为他带来启迪。正是她带来了解脱和真知，因为她就是解脱和真知本身。她也被称作萨如阿斯瓦提，因为她是所有知识和喜乐的源头。她是纯粹的意识本身。她是梵。她是普拉那萨克谛，那至上的能量。正是靠着这个萨克谛世界才得以存在。创造、维持以及瓦解，皆是因为她。

——悉瓦南达《昆达里尼瑜伽》[①]

昆达里尼瑜伽，有时也被叫作拉雅瑜伽（Laya Yoga），是哈达瑜伽的终极冥想体验。它适合那些在古鲁指导下习练的资深学生。习练昆达里尼瑜伽，须要对精身及其结构有着全面的知识，并且粗身和精身已经获得了极大的净化。昆达里尼萨克

① *Kundalini Yoga* ——校者

谛是原初的宇宙能量，不可随意。没有适当的准备就草率地试图唤起她，可能对修习者的心理、肉体和精神平衡造成极大的伤害。古鲁的引导和恩典是绝对必要的。

在昆达里尼冥想中，沉睡于每个人内在的神圣能量被唤起，并被一路向上提升，经过人体的各个精神中心——脉轮。在头顶，也就是最高意识的所在，个体意识和那绝对意识合一于此。这被象征性地表达为萨克谛（或者说昆达里尼）和湿婆神的合一。

昆达里尼萨克谛

宇宙的平衡是由一种两极性——正负、阴阳、动静之间的平衡来维持的。任何存在于宏观宇宙的，同样存在于个体，即微观宇宙之中。阳性而被动的根基能量——湿婆，就驻于萨哈斯拉拉（Sahasrara）——头顶的第七个脉轮处。而萨克谛——阴性的活跃能量，则盘曲于脊椎的底端。这是宇宙能量在身体里的显化，它处于沉睡的潜在状态。它不是物质化的能量，而是一种原初的、存在于一切有机和无机事物背后的灵性能量。她苏醒后，就会螺旋着向上移动，因此也被称为灵蛇之能，并且被形象地描绘为一条盘曲于脊椎底端的灵蛇。昆达里尼的觉醒会带来与湿婆神的融合。那是至上意识和灵性开悟的状态。

哈达瑜伽通过训练身体、净化气脉（普拉那流经的精身管道）、控制普拉那来唤醒昆达里尼。通过练习哈达瑜伽的体式，神经系统得到加强，因而能够承受能量提升的体验。它通过锁（Bandha）和印（Mudra）来调节普拉那的流动。奎里亚（Kriya），是一种特殊的清洁技巧，它净化身体的内脏器官。而呼吸控制则可以稳定心。然而，光是高强度的呼吸控制、体式和冥想还不够。心的净化要求无私的服务，因为那至上存在于所有众生之中，要想取得任何灵性进步，看到并服务于那至上是至关重要的。

粗身中找不到昆达里尼及其移动的管道。粗身的每一部分在精身中都有相对应的部分，这两个身体在物质层面互相依存。中脉（Sushumna Nadi）是昆达里尼提升的通道，它和七个精神中心，即脉轮一同存在于精身之中，并且与各个神经丛和脊髓相对应。

根据瑜伽理论，人体大约有 72000 条气脉。它们是精身的神经管路，其中最重要的一条是中脉，它是精身中与脊髓对应的部分。中脉的两边分别是伊达（Ida，左脉）和品伽拉（Pingala，右脉）两条气脉，分别对应肉身的左、右交感神经。生命能量普拉那会在中间流动。只要生命能量一直在此二脉中流动，人就会继续投入俗事，并被时间、空间和因果所束缚。然而，当中脉开始运作时，他就超越了这些限制。

西方的解剖学只认识到身体粗显的形式和功能，而昆达里尼瑜伽是在精微的层面上作用的。因此修习者必须对主要的气脉有一个全面的了解。中脉从位于尾骨区第二节椎骨区域的海底轮（Muladhara Chakra）延伸至位于头顶的梵穴（Brahmarandhra）。身体的脊髓由大脑的灰质和白质组成，并悬于脊柱之中。在脊髓之中还有一条管道，在解剖学上被称作中央管。中脉，就位于这一髓管中，并且有着好几条分支。

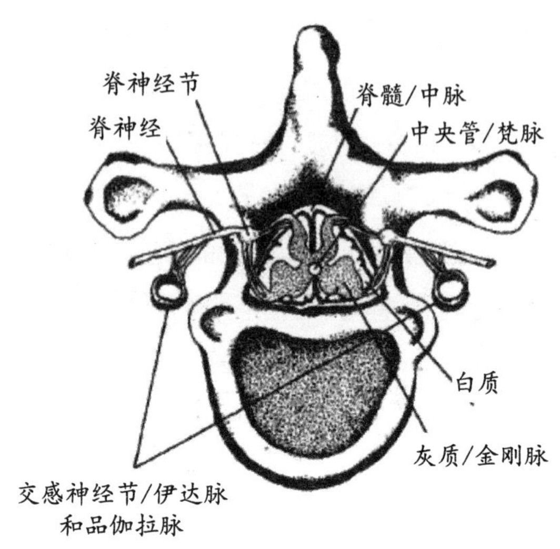

椎骨剖面中的脊髓及气脉

注：图中画线的部分为气脉，存在于精身中。图中显示了它们与身体对应部分的关系。

在火红的中脉中还有另一条气脉，叫作金刚脉（Vajra），它如太阳般明亮。金刚脉之内又有另一条叫作齐德拉（Chitra）的气脉，它呈现为浅白色。在齐德拉脉内还有一条极为细小的脉管就是梵脉（Brahma Nadi）。当昆达里尼被唤醒时，她就会从海底轮穿过这条脉管到达顶轮。所有主要的脉轮都存在于这条脉管中，而每一个脉轮则代表着意识的不同状态。

齐德拉脉是人体最攸关生死的部分，有时也被叫作“通天之路”。在齐德拉脉下方的末端处，是中脉的起始点，名曰梵天结（Brahma Granthi）。昆达里尼被唤醒后，会穿透这个障碍，朝着气脉在小脑中的终点向上提升。

脉轮

六个脉轮是沿着中脉去往最终目标即顶轮这一路上的一众小站。它们具备意识，各自带着特有的觉知和喜乐，同时也是精微的生命能量的储存之所。在粗身的脊髓和神经丛中，有相对应的中心与它们紧密相连。运用特定的方法在身体的各个中心形成振动，这将会给精身的各个中心带来特定的预期效果。脉轮的位置及其在身体中相应的中心如下：

1. 海底轮（Muladhara）：位于脊椎的下端，对应于骶椎神经丛。

2. 生殖轮（Swadhishthana）：在生殖器区域，对应于前列腺丛。

3. 脐轮（Manipura）：在肚脐处，对应于太阳神经丛。

4. 心轮（Anahata）：在心脏区域，对应于心神经丛。

5. 喉轮（Vishuddha）：在喉咙区域，对应于喉神经丛。

6. 眉间轮（Ajna）：在双眉之间，对应于海绵丛。

7. 顶轮（Sahasrara）[①]：在头顶部，对应于松果体。

冥想中，每一个脉轮被观想为一朵生着特定数量花瓣的莲花。海底轮、生殖轮、脐轮、心轮、喉轮、眉间轮分别有四瓣、六瓣、十瓣、十二瓣、十六瓣、二瓣花瓣，而顶轮为千瓣莲花。花瓣的数量取决于由脉轮发散出去的气脉的数量和位置，这些

---

① 在瑜伽传统中，脉轮（Chakra）只有六个，不包括顶轮。顶轮超越所有脉轮，但在昆达里尼提升的意义上保有脉轮的基本功能。为方便论述，权将其列为第七个脉轮，在本节一并予以介绍。——校者

花瓣一起形成了莲花的样子。昆达里尼能量蛰伏时，气脉是下垂的；而随着能量的提升，气脉也会转而向上。

每一瓣花瓣与 50 个梵文字母之一相关联，代表着昆达里尼能量流经脉轮时产生的振动。这些声音以一种潜藏的方式存在着，当它们显化为气脉的振动时，可以在专注中被感觉到。除了花瓣和声音振动，每一个脉轮还有它自己的几何图案，来代表其特定的能量；并且也都有不同的颜色、功能、元素、驻神及种子曼陀罗，即神秘的振动。

找脉轮位置的方法多种多样，但这些方法都不外乎从前面或者从后面来寻找。一开始把海底轮、脐轮、心轮和眉间轮想成一个区域，而不是一个集中的点，会更有助于找到它们。如果你试图从后背寻找脉轮的位置，就直接将专注力沿着脊髓向上移动，从一个脉轮到另一个。如果是从前面开始，就从脊椎底部向上依次移动到肚脐、心脏、喉咙等部位。始终保持意识向内，并且对内在的振动体验保持接受性。振动意味着能量中心的存在。做所有的练习时，都应保持舒适的冥想姿势，脊椎中正尤其重要。

OM 是包含一切的宇宙声音振动；可以通过在不同音高唱诵 OM 来专注于各个脉轮。将注意力集中在海底轮时，用最低的音调唱诵 OM。然后沿着脊髓向上移动，从一个中心到下一个中心，音调也随之逐步升高。OM 的声音逐渐变得几乎不可觉察。另一种方法是运用印度音乐中的音阶来定位这些中心。这些音阶和脉轮之间有着明确的联系。Sa 对应海底轮，Re 对应生殖轮，Ga 对应脐轮，Ma 对应心轮，Pa 对应喉轮，Da 对应眉间轮，而 Ni 对应顶轮。

昆达里尼觉醒时，她不会直接到达顶轮，除非修行者是一位非凡纯净的瑜伽士。她必须从一个脉轮上移动到另一个脉轮，这需要极大的专注和耐心。她有可能往下回落，要做出巨大努力才能使其再度向上升起。即使昆达里尼已经上升到眉间轮，要让她保持在那里仍然是困难的。只有像罗摩克里希那、奥罗宾多、悉瓦南达那样的伟大瑜伽士，才有能力使之在此停留任意时长。当昆达里尼最终从眉间轮上升到顶轮时，合一就发生了。但即使是在这里她也不会停留太久。只有经过长久且持续的练习，完成进化和净化的高阶修习者才会体验到永恒的合一与最终的解脱。

昆达里尼提升的速度取决于修习者的纯净程度、进化阶段、离欲心、气脉和能量鞘的净化程度，以及对解脱的渴望程度。

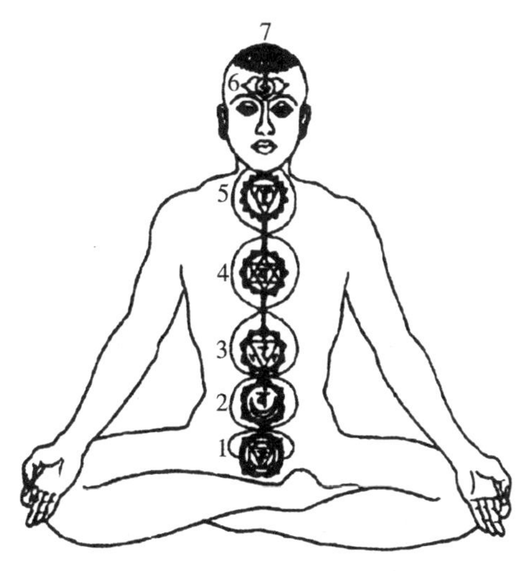

脉轮与左脉、右脉、中脉

注：1. 海底轮 2. 生殖轮 3. 脐轮 4. 心轮 5. 喉轮 6. 眉间轮 7. 顶轮（千瓣莲花）

时机成熟了，学生准备好了，自然就会唤醒那能量并给予他知识。而在他有能力全然吸收之前，是不会有什么特别重要的知识透露给他的。

脉轮冥想需要大量身体和呼吸层面的其他练习。怎么强调都不为过的是，这类冥想必须在古鲁的指导下进行，并且只能在数月的净化和准备后才能开始习练。然而，没有哪位老师能够给予学生那能量或者必要的自律。

海底轮位于脊椎的底部。它有一个方形曼达拉（Mandala），代表着地元素，为黄色。其种子曼陀罗为 laṃ。深红的四瓣花瓣与四个声音振动——vaṃ、śaṃ、ṣhaṃ 和 saṃ 相关联。这些种子音从右上方的花瓣开始，按顺时针方向诵读。驻神为梵天。在这一脉轮，昆达里尼处于沉睡的状态。这也是梵天结所在的位置，必须通过严格的灵性修习和高强度的净化来冲开这梵天结，昆达里尼才能得以提升。

对海底轮的冥想，赋予我们关于昆达里尼的知识，以及唤醒它的方法。它使我们的心识和呼吸得以调控，并获得关于过去、现在和未来的知识。

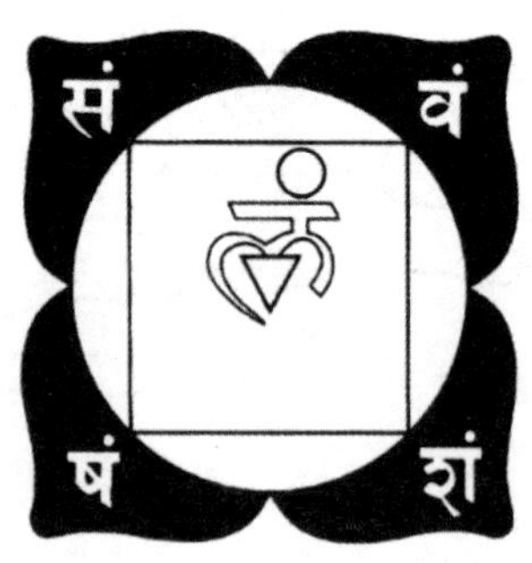

海底轮（Muladhara Chakra）

生殖轮，位于中脉之中，在生殖器区域，控制着身体的下腹部、肾脏等。它的元素是水，和白色的新月相关，它的种子音是 vaṃ。六片朱红色的花瓣分别对应 baṃ、bhaṃ、maṃ、yaṃ、raṃ 和 laṃ。驻神为毗湿奴。

冥想专注于该脉轮处的新月。它赋予对水元素的控制，带来悉地灵力、直觉知识以及关于精微存在体的知识。许多不纯的特质被彻底清除。

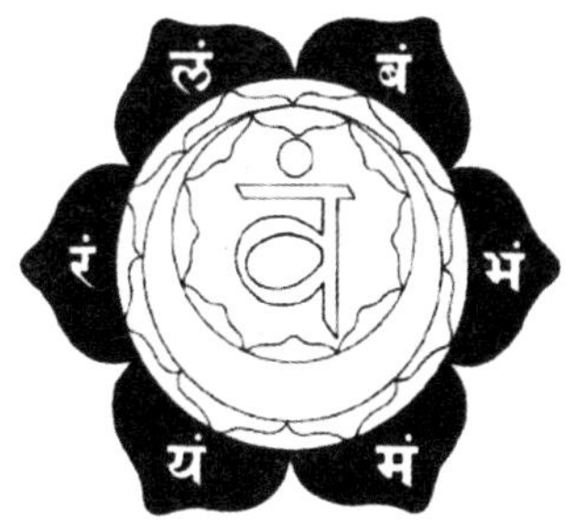

生殖轮（Swadhishthana Chakra）

脐轮，位于中脉，在肚脐处，对应于太阳神经丛。中心的红色三角形曼达拉包含着它的元素——火。种子音为 raṃ。十

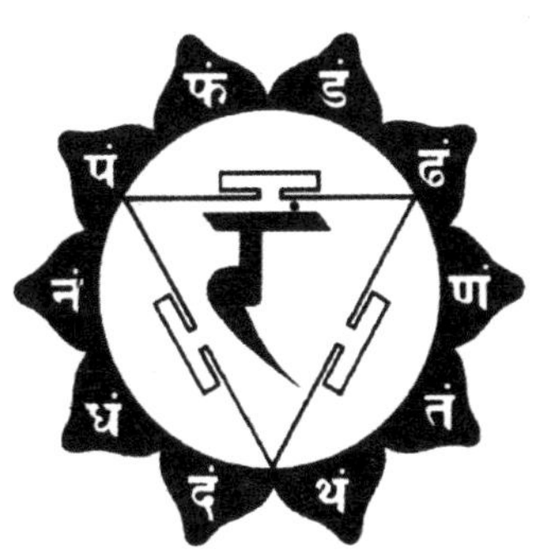

脐轮（Manipura Chakra）

片深紫色花瓣仿佛沉重的雨云，分别由 ḍaṃ、ḍhaṃ、ṇaṃ、taṃ、thaṃ、daṃ、dhaṃ、naṃ、paṃ 和 phaṃ 代表。驻神为楼陀罗（Rudra）。

成功专注在这一脉轮的人不惧怕火，并可免于疾病的困扰。

心轮，位于中脉，在心脏区域。其元素为风，位于烟色的曼达拉内，形状如同大卫星①。它的种子音是 yaṃ。十二片深红色的花瓣由 kaṃ、khaṃ、gaṃ、ghaṃ、ṅaṃ、caṃ、chaṃ、jaṃ、jhaṃ、ñaṃ、ṭaṃ 和 ṭhaṃ 代表。伊夏（Isha）为其驻神。

在这个脉轮，能听到内在的声音，即梵音的原初之音。对心轮的冥想会带给人纯净的品质、宇宙大爱以及各种悉地灵力。

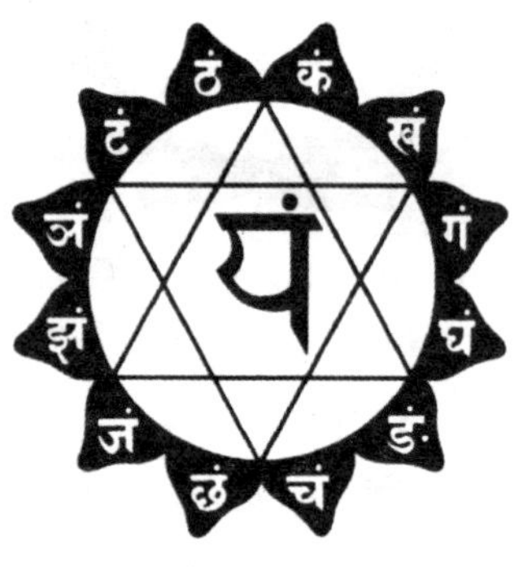

心轮（Anahata Chakra）

喉轮位于中脉之中，在喉咙底部，对应身体的喉神经丛。它还对应于宇宙的第五个层面。在纯净蓝色圆圈中，是其元素——空。种子音是 haṃ。十六片烟熏紫色的花瓣包含着梵文元音：aṃ、āṃ、iṃ、īṃ、uṃ、ūṃ、ṛṃ、ṝṃ、ḷṃ、ḹṃ、

① 大卫星，又称六芒星，犹太文化的标志。——校者

eṃ、aiṃ、oṃ、auṃ、aṃ、aḥṃ。驻神为萨达希瓦（Sadasiva）。

在这一脉轮专注并最终达成冥想的人能获得高度的成功。他将完全拥有四部吠陀经的知识，并知晓过去、现在和未来。

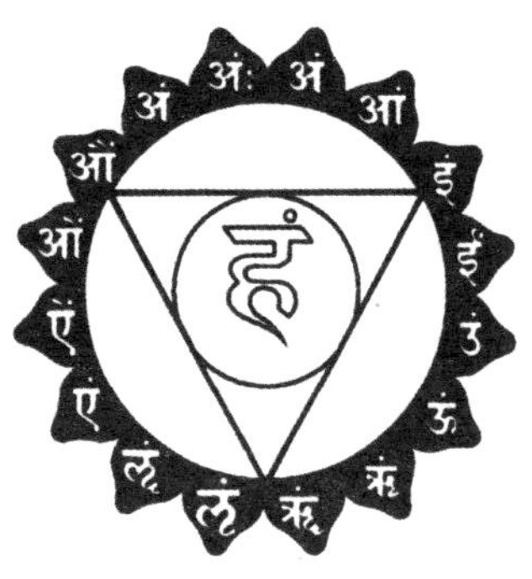

喉轮（Vishuddha Chakra）

眉间轮位于中脉之中，对应于双眉之间的区域，即第三眼（Trikuta）。它是心之座，种子音是OM，位于纯净的白色圆圈内。圆圈两侧各有一片花瓣，也是纯净的白色，其振动由 haṃ 和 kshaṃ 代表。其元素为阿维亚克塔（Avyakta），即未分化的能量与物质的原初之云。驻神为帕拉玛希瓦（Paramasiva）。

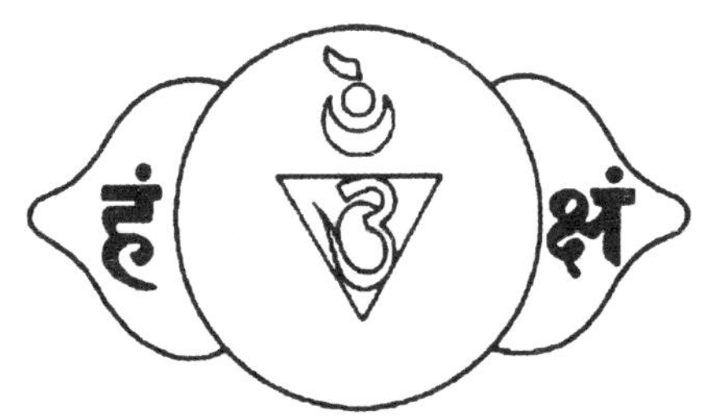

眉间轮（Ajna Chakra）

对这一脉轮中心成功冥想的人能摧毁过去诸世的业力，成为解脱的灵魂。直觉性的知识将通过这一脉轮获得，而这一脉轮正是原初力量和灵魂的所在之处。瑜伽士离世时有意识地将生命之气放置的地方正是此处。所有瑜伽士，特别是智慧瑜伽的修习者，都专注在这一中心及 OM 上。

顶轮是一个精微的中心，位于其他六个脉轮之上，并超越它们。所有其他脉轮都和它紧密关联。它位于头顶之上，对应于身体里的松果体。顶轮有千瓣莲花，五十个梵文种子音在其上不断重复。它是湿婆所驻之处。

头顶区域，就是常说的新生儿的囟门，被称作“梵门”。死亡降临之时，高阶瑜伽士将自己与粗身分离，囟门绽开，生命之气从这里撤离。

当昆达里尼萨克谛与湿婆在顶轮契合，瑜伽士就会体验到极度的喜乐。他将获得超意识的状态及至高的知识，成为一位圆满的智慧瑜伽士。

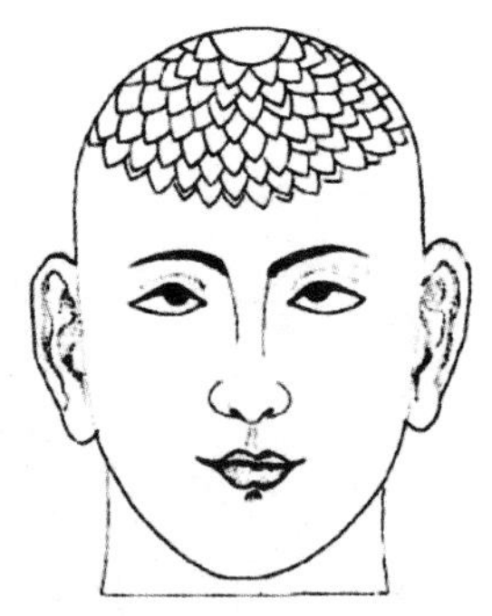

顶轮（Sahasrara Chakra）

MEDITATION AND MANTRAS

智慧瑜伽冥想：吠檀多理论

透过智慧之眼，智慧瑜伽士可以在一切之中见到阿特曼的存在。在他身上，绝对没有任何个人化的元素。没有关于我的念头。没有一丁点儿自私的兴趣。低阶之我被完全消除了。他活着是为了服务于一切。他感觉世界就是他自己。实际上他觉得一切都只是他自己。没有一丝一毫关于私我的念头或感受。他有着宇宙的愿景和感受。正如河流汇入大海一般，他也已汇入那喜乐、知识和意识的海洋。他为他人思考、感受和工作。

——悉瓦南达《日常生活中的吠檀多》[①]

智慧瑜伽（Jnana Yoga）是四条主要瑜伽之道中的一条。Jnana 的意思是智慧，智慧瑜伽是灵性进化或者灵性领悟的智性路径。通过参问和分析，心会习惯于检视它自身的本性。智慧瑜伽被认为是最困难的道路，这并非因为它比其他道路更优越，而是因为修习者必须已经在其他瑜伽道路的修习上打下了牢固的基础，才能开始修习智慧瑜伽。必须以无私的服务作为强力的基础，即不计个人得失地服务于世人；还要有对神的爱，即深深地渴望与那绝对融为一体。此外，修习者还需要强健的身体、

① *Vedanta in Daily Life*——校者

对生命能量和心的控制，这样才有可能将心用作超越这无明世界的工具。满足不了这些前提，修习者就不会有力量和辨识智在智慧瑜伽这条道路上走下去。世间的幻象，以及心的活动，都非常容易让我们疑惑、受到诱惑，从而被带离这条道路。正是这所有瑜伽之道的综合，才矫正了人生的失衡。没有这个综合，修习者很有可能因为太多的纸上谈兵而沦为无趣的学究。

智慧瑜伽是一条通往灵性领悟的进化之路。它吸纳和运用了不同的方法来获得这最终的成就，而它最主要的工具是吠檀多哲学。吠檀多（Vedanta）是基于古代印度经典的知识体系。智慧瑜伽的修习就是运用吠檀多的教导来参问世界的本质。

吠檀多

吠檀多的字面意思是“吠陀经的结尾”。吠檀多以奥义书所教授的内容为基础，而奥义书正是吠陀经中的完结篇。吠陀经是印度最古老的经典，它的来源未知，但据说是源自圣哲在打坐冥思神明之时得到的灵感。吠陀经有四部，分别是：《梨俱吠陀》（*Rig Veda*）、《耶柔吠陀》（*Yajur Veda*）、《娑摩吠陀》（*Sama Veda*）、《阿闼婆吠陀》（*Atharva Veda*）。

《梨俱吠陀》论及有关世界和真实本质的问题及评述。《耶柔吠陀》制订了所有的仪式和献祭及其实施规则。它还论述了所有的曼陀罗。《娑摩吠陀》给出了有关音乐和歌唱的一切理论和实践的知识。《阿闼婆吠陀》论述了魔法和巫术。每一部吠陀经都被分为四部分：“曼陀罗本集”（Mantra Samhitas），是对神的赞美诗；“梵书”（Brahmanas），是对献祭规则以及曼陀罗发音的指导；“森林书”（Aranyakas），是一套神秘学书籍，对仪式进行哲理性诠释；最后是“奥义书”，浓缩了一部吠陀经的精华或者说真知。

吠檀多哲学由现今尚为人知的各种奥义书的教导组成。它也是印度六大主要哲学体系之一。印度哲学可以被分为六大类，或者说六大学派，每一派都是由某位圣哲或智者发展出来的。他将其传授给弟子，再由弟子们传递下去。这六大学派分别为：

1. 前弥曼沙派（Purva Mimamsa）：由阇弥尼（Jaimini）创立。它规定了各种的仪式，用以召唤神灵和让神息怒，并指导人们如何登临天堂。它认为正法（Dharma）的行动和非法（Adharma）的行动，创造了这个基于奖惩的世界。

2. 后弥曼沙派（Uttara Mimamsa）：由圣哲毗耶娑（Maharishi Vyasa）创立，是纯粹的、非二元对立的吠檀多不二论（Advaita Vedanta）哲学。它认为一切皆是梵，即未显化的神，其余的一切事物看上去存在，其实仅仅是那绝对的梵的投射。后弥曼沙派也是智慧瑜伽的基础。

3. 数论派（Sankhya）：由先知迦毗罗（Kapila Rishi）创立。不同于吠檀多，此学派是二元性的。也就是说，它分离地看待物质和精神，前者称原质（Prakriti，或称自然），后者称原人（Purusha）。物质的世界，被看作三德（Gunas）及其互动的产物。这三德分别为：萨埵（Sattva，纯净）、罗阇（Rajas，活动）和答磨（Tamas，惰性）。

4. 瑜伽派（Yoga）：由帕坦伽利（Pantajali）创立，是一个关于专注及控制心的实操体系，认为是心创造了所有的妄念。它与吠檀多学派的观点近似，但瑜伽派认为，不受业力或时间影响的原人（梵），是创造的因。帕坦伽利《瑜伽经》（详见后文有关胜王瑜伽的章节）是胜王瑜伽的精髓，但其实瑜伽一词的意思是联结，这一名词适用于更广泛的诸多领域。

5. 胜论派（Vaiseshika）：由迦那陀仙人（Kanada Rishi）创立，代表的是唯物或者说科学的宇宙观。它认为，一切万物都由叫作原子的基本单位构成。这一观点已经被证明有缺陷，因为科学家如今知道原子还可以被分割，因而无法确定物质的终极本质究竟是什么。

6. 正理论派（Nyaya）：由乔答摩仙人（Guatama Rishi）创立，主张是神或者说自在天创造了世界。

后弥曼沙派的吠檀多理论挑战了所有其他体系。它强调解脱无法通过仪式、行动、职责、慈善来获得。变化是这个显化宇宙的法则。因为这无常，它不可能是真实的。唯有梵是真实的，这幻象世界是不真实的，而个体的灵魂就是梵本身。这终极的真相超越有限的智力和可知的世界所能触及的范围。唯有弃绝，放弃尘世的一切执着，才能了知那绝对。这是通过否定排除的过程达成的，否定排除一切世俗的欲望、认同、属性等，全然弃绝后剩下来的那，就是神。

吠檀多哲学建立在经典、推理和体验这三重基础之上。尽管基本的权威是源自经典的，但这并不意味着吠檀多哲学主张盲目地、不加思考地接受。要理性地理解经典，推理是必要的。吠檀多士（Vedantin）运用逻辑来分辨真和非真，然后丢弃不真实的。智力能解释的只是有限的事物。穷尽智力来辨识并否定排除所有的不真实之后，当所剩的唯有那真实的时候，智力就也必须被丢弃了。

尽管真我之路存在于详尽无遗的智性参问及类比之中，语言的功能只在于标示真实的本质。最终的裁决还要依靠直觉的体验。西方哲学倾向于忽略直觉，它把智力带到边缘，然后就丢弃在那儿了。吠檀多通过智力来探究真我领悟，再以直觉作最后一跃，跃向直接的体验。

一些宗教认为宇宙是遵从上帝的意愿，从无到有创造出来的，并会最终归于虚无。无中生有是不可能的。例如，一棵树的前身是一股无形能量，表现为一颗种子的形式。神并非从虚无中创造了宇宙。—— 这样做有什么意义呢？他也不是为了对人类的爱才这样做的，因为创世那会儿还没有人类。物质守恒定律和能量守恒定律告诉我们，物质和能量都不能被创造出来或者摧毁掉，只不过它们的形式可以改变。

务实地说，我们所了解的世界是否真实并不重要。假设一个饿极了的人见到一棵果树，他会不会首先分析这棵树，数数它有几片叶子，然后才去摘果子？又假设一个人衣服着火了，他是先会问自己这火是从哪里来的，还是会选择立即灭火？在无用的智力思考和讨论中，时间和精力都被浪费掉了。概念不会带来终极答案。一个人对于神的想法并不是从推理中得来的，而不过是一些先入之见—— 其他人的想法的投射而已。正如每个人的观念迥异，团体与团体的观念也不尽相同。吠檀多并不试图让人皈依任何“主义”。相反，它提供了一套方式：首先通过智性参问，然后再通过直接的领悟，让人体验到终极真相。

在追寻灵性实现的过程中，一个人遇到的问题无法通过智性来恰当地回答。尽管如此，参问却仍然是必需的。这智性参问，而非讨论或辩论，会引领真正的灵性追求者沿着灵修之路前行。

假如心态开放，摆脱了偏见和先入为主的观念，智性参问将最终引领我们得到直接的知识。

幻象的遮蔽

梵，即那绝对的意识，无名无相。它无穷尽、无属性、无差别。胜王瑜伽称之为原人。就像月光实际上反射的是太阳光，同理这被称作摩耶的显化世界，是梵的反射。通过摩耶，即胜王瑜伽里面所说的自然反射，梵就浸染了各种特质，称自在天，或神。

摩耶是梵的遮蔽力。它创造了限制的概念，产生了一种这个世界有别于梵的幻象。一个空的玻璃杯在明确的边界内创造了空间的概念，但是当它碎掉时，这假象就消失了。当自我领悟发生时，这个幻象世界就消失了，一切万物被直接体验为恒常无限的梵。

个体灵魂和梵的区别只是表面的。个体灵魂只是被身心的幻象所遮蔽的梵。如果人只认可显化的摩耶世界，他就会陷入摩耶之网，被业力束缚。但这只是一种表面的束缚，因为真我不可能被任何东西束缚。真我就像天空，是永恒自由的。然而它被各种各样的现象所覆盖，就像电影院的荧幕表面，被所播放的电影的光与影覆盖着。洪水、大火、谋杀、爱和死亡，尽在光影之戏中发生。但是，它们对屏幕本身毫无影响。

像荧幕一样，“我”受制于各种各样的错觉：我是个画家，我是个演员，我是一个天主教徒，我是一个新教徒，等等等等。这些名和相仅仅是叠置在真我之上，一世又一世地不断变换，有时甚至在一世之内都会变换。自我领悟的光亮之下，一切幻象皆消失不见；正如灯光亮起来的那一刻，投影就从荧幕上消失了一样。

在自我领悟发生之前，人都被阿维帝亚（Avidya）包裹着。阿维帝亚是指灵性无知或者说无明，是覆盖于自我知识之上的重重遮蔽。而自我知识，才是唯一真实的知识。无明就是错误地认同于限制性附属（Upadhi，乌帕蒂，指身心系统）。跟原罪的概念不同的是，无明并不意味着人有罪，而更像是一种知识有待获得的状态。古印度经典《十五章》（*Panchadasi*）宣称："人目前的不幸和苦难，痛苦和有限的愉悦，生和死，都源于对三身五鞘的错误认同。""三身"指的是粗身、精身和因果身，而"五鞘"指的是食物鞘、能量鞘、心意鞘、智性鞘和喜乐鞘。这些概念在《完全瑜伽图解》一书中都有详细解释。

如果有人说，"我是加州的沙滩肌肉男，看看我的身体"，那么他是在认同于物质的食物鞘。其属性就是存在、出生、成长、衰退和死亡。如果他关心的是饥、渴、冷、热以及其他类似感觉，那么他是在跟能量鞘相认同。心意鞘涉及思考、情绪、疑惑、兴奋、抑郁，等等。一个人自夸智力上的成就时，他是在和智性鞘认同。这类关联就形成了真正的无明。一个人和喜乐鞘认同时，会生出对努力领悟真我的执着。即使这种想法，最终也需要超越。对食物鞘的执着只会带来痛苦，因为肌肉强健这类成就终会消退。所有的层鞘都是如此。只有摆脱这些阴影的束缚，才能获得自由。吠檀多运用理性的方法助人从所有层鞘中脱离出来。

一个人可能会更认同于这些层鞘中的某一个。例如，假如智性鞘占优势，这个人可能会担任哲学家的角色。他对这个角色的认同，会形成这样的势头：用基于经验的智性术语解释一切。这会阻碍他作为一个人的均衡整合，也阻碍他找到真正的神圣身份认同。因此，阿维帝亚不仅仅是错位的执着，还是那致因性的无明，这无明造成了束缚性的业力行动。它是一切行动及无意识反应的根源。

对层鞘的执着还会影响我们和他人的关系。一个主要沉浸于心意鞘的人可能难以与一个与智性鞘关联的人沟通。取决于哪一个层鞘占主导，人们会被不同类型的古鲁吸引。然而，一个真正的古鲁，是无执于任何身体或层鞘的。他只认同于我是。

本质上讲，万物皆为梵。自然是梵的折射，它显化在个体中就是阿维帝亚，即无明的遮盖。由于它仅是一个折射，所以这个物质世界、情绪和智力，都是幻象。这个幻象被称作摩耶。说得再确切点，阿维帝亚就是一种困在摩耶之中的状态。在领悟到合一性之前，无明一直存在。只要还体验到多样性，就会有恐惧。人认为他人不同于自己，不同于梵，这就会产生分离感。在这分离感中，人会惧怕可能发生在他身上的事情，从而成为各种恐惧的受害者。

经由幻象或者说摩耶显化而来阿维帝亚，无始无由。作为梵的折射，这显化的世界——摩耶，不可能独立存在。它既是真实的又是非真实的——对人类来说是真实的，而较之于梵，则是不真实的。

魔术师把一只小兔子从帽子里拿出来，或者把一个女人锯成两半，只是制造了一个幻象。他并没有真从空帽子里变出一只兔子，也没有真把一个女人一分为二，再把她合二为一，但坐在下面的观众却目睹了这样的幻象，认为它是存在的。因此魔术亦真亦假。这个宇宙是真实的，因为人参与到了这幻象之中；但当他领悟了自我，其真实性就会消逝。同理，当你做梦时梦是真的，醒来时就会认识到梦不是真的了。它的非真实性，源于它的无常。

梦的开始，无从得知。它的微妙来源于那不可知的过去。梦是如何开始的，做梦者也不知道。假设你晚上11点上床，11点半开始做梦去夏威夷度假，然后午夜醒来，这场梦就结束了。但在睡梦中，你能知晓梦是何时开始的吗？在梦中，它有着一个无限的过去，正如它有一个无限的未来一样。然而，醒来之后，你知道它一定是发生在晚上11点到12点之间。在醒着的状态下，这个做了梦的人知道梦并没有一个无限的过去或无限的未来，也没有真实性。

摩耶之梦不是在一个人出生时才开始的。它穿过无数世，有着无限的过去。尽管考古学家和人类学家不断将人类的起源年代向前推移，但是人类的过往仍旧是无限的。在人类灵性的进化之路上，在最高的意识状态中，既没有过去也没有未来，时间和空间都被超越了。人认识到时间或空间这一类概念只是幻象。存在的唯有那唯一的永恒的当下。

睡梦和摩耶之梦，二者并无真正的区别。当我们认同于身心时，它们都似乎足够真实；可是在进入进化的第四个或者说最高的状态——图瑞亚（Turiya）后，我们就会认识到它们并不真实。正如阳光照耀下黑暗会消失，在觉知之光的照耀下，时空的幻象就会消失。只要摩耶作为梵的投射存在，人就会受制于它的幻象。梦发生时，梦中的任何行为都无法消除梦的幻象。一个人必须步出梦境才能看得清楚。同样地，人必须学着走出摩耶。人类的一切痛苦都源于对摩耶之影的认同。

有了光，黑暗一瞬间就被驱除了。而黑暗却无法驱除光明。尽管无明笼罩着个体，它却永远无法将黑暗带给真我，因为真我不受任何影响。人永远都是纯净的真我。空间永远是空间，不管它有没有被风、水、土或其他任何形式的高密度物质所占据。空间永远无法被移走、排除，或者摧毁。同样地，无论在何种情况下，真我都保持不变。

真知指向的唯有那永恒的真我，真我不会被致因性的无明影响。吠檀多运用分析的方法来打破对于五大层鞘的执着。修为极高的学生，使用这个方法，将最终体验到与各个层鞘分离的感受。无明的遮盖由此解除，人将领悟到自己真实的身份。

终其一生，人都习惯于根据能力和特质来看待自己。“你是谁？”这样的提问可能引出“我是弗雷德”“我是销售经理”“我是亚洲人”这样的回答。洗脑的进程一辈子都在发生，人们认为自己或富或穷、或高或矮、或首相或泥瓦工……他们持续不断地参与着这场假戏，对自我的认识越来越局限。

人如何才能领悟到永恒真我这个未生之前就存在、死了之后仍将存在的身份呢？这类知识的权威性源自经典，而经典出于圣哲之手，并借助老师的无我帮助而得以传承。幻象之中的人是如何悟道的？吠檀多中有个经典譬喻，就是“蛇与绳”的故事。

一人走在日暮昏暗的路上，看到一个蛇样的东西，很是恐惧。但有了光之后，他看清楚了，缓了一口气：原来只是一条绳子。蛇的幻象消失了，无需再多证明。真我被领悟的那一刻，无明、私我及乌帕蒂都消失了。你知道你是谁。幻象在真相之光下会消失。什么也无法阻挡一个人最终达到这个目标。这是你与生俱来的权利。

谁是这个“我”？

整个吠檀多学说，都没说过真我是可以获得的东西。一个人可以获得外在的事物，但是真我并非外在的事物。更确切地说，一个人怎么可能会获得他已有的东西呢？吠檀多中领悟真我的方式之一是排除——奈替－奈替（Neti，Neti），即“非此非彼”。任何可以被了解的事物都可以通过感官和头脑体验到，因此这些事物都不可能是那无属性的梵。通过对各大层鞘的排除，剩下来的就是那了。正如有了光的时候，蛇的想法就被从一条弯曲的绳子上排除了一样，非我同样也会从那永恒存在的真我上被排除掉。

一个人最应努力去控制的是私我（Ahamkara，一译我慢）。私我是心的一种特质，认为自己与他人是分离的。正是私我创造了这种幻象，即人是一种分离于其余现实的个体。这隔离了人与真我。由于和真我靠得很近，私我表现为有意识的状态。因此，“我”和“我的”这两个概念就被制造出来了，形成了有关真我的错误认知。认同于不真实的自我造成了私我的浮现。当世界被看作是与个体相分离的，它就成了个人的对手、可剥削的对象，而不再是一个融洽的整体。于是，为了满足私我意识那贪婪的胃口，我们便去追寻各种各样的东西。

真我是内在的居住者，身体和心是它的折射，就像镜子折射出的阳光一样。镜子本身不发光。然而，折射出来的光自有其特性。它能照亮暗物，也能使人目盲，还会让人误以为它就是真正的太阳。

私我的体验是真我体验的折射。假如真我透过喜乐鞘折射出来，这个人就会是一个圣人。假如由智性鞘折射出来，这个人就会是又一个爱因斯坦。真我会透过所有五大层鞘折射出来，不过在高阶的层鞘中，私我会显化得更强烈。通过冥想，高阶的层鞘会得到更大的发展，冥想者会体验到宁静和喜悦。

一张脸在镜子里的镜像不同于这张脸本身。它映照出了真正的脸，也带着镜子的特质。它的存在依赖于镜子。但真正的脸孔并不依赖于镜子，也因此不同于那镜像。类似地，私我中折射出的真我不同于真我。个体私我取决于乌帕蒂，但真我不依赖于任何东西。

镜中的脸孔，并不真实，因为它并不总存在于镜子中。同时，它又不是完全虚假的，因为有时又能看到它，有时候还可以使用镜中的脸孔，例如梳头的时候。由此可推理出，真我的存在无可否认。通过分析，我们知道镜像的存在是暂时的。

镜子的存在，不依赖于脸。然而智力，作为纯粹真我的折射媒介，却不能独立于或脱离于真我而存在。因此，纯粹的真我与其折射或者说镜像之间的不同只在表面上。

私我折射出的真我，就是在这宇宙中体验和行动的个体灵魂。有时候人们认为个体灵魂是有其自身属性的真实实体，就像热天供人们乘凉的树荫一样。然而，树荫不能独自存在，因为它仅仅是因为树叶遮挡了太阳的光和热才存在的。因此，可以说树荫仅仅是太阳和树叶带来的不断变化的结果。纯粹的真我始终不动、不变、不受影响。它不参与存在、出生、死亡和错觉的经验。了悟真我的人知道生与死都是非真实的体验。

心会波动或者说心会变化，了解这波动的出现和消失，依赖于那作为见证者存在的真我，而真我是在排除其他一切之后唯一存在的。只有接受真我可以透过个体灵魂折射出来的观念，智力才有可能认识到它自己就是梵。智力与身体和感官一样，都不是意识。只有以折射为媒，才有可能获得“我是梵”的真知。

无明使我们以为自己是在一世又一世中受苦的个体。我们一次次出生，又一次次死去。这个观念源于对身体的认同，而身体只是一个折射。不断转世的不可能是真我，因为真我是无为的；也不可能是私我，因为私我是非真实的。有人认为，真我是不断转世的体验者，并因此认为真我是会变化的。这些人错把私我当成了真我。

我们都照过狂欢节中的那些哈哈镜。尽管我们自己并没有变化，但每一面哈哈镜照出来的都不同。人们照着镜子，但又无法认同镜中的形象，冲突因此就爆发了。真我不好，也不坏，而乌帕蒂，则会导致痛、苦、生、死的难题。生死轮回折射出不同的私我，而持续变化的折射则制造出了无穷无尽的问题。

阿迪雅罗帕：叠置

事实上，我们所知的这个世界从未被创造出来过。这个世界是叠置在梵之上的。如果不理解阿迪雅罗帕（Adhyaropa）这一叠置原则，就无法理解吠檀多。这个原则意味着在那唯一的无属性的宇宙存在之上，叠置上这个世界的概念及其所有的属性和所有的对反。

关于叠置的经典例子“蛇和绳”此前已经引用过了。再讲另一个例子：有一个人去拜访朋友，却发现友人外出了，要半小时后才回来。这个人在门外等了大约半小时，直到他看见有人朝自己走来。假设这个人实际上是一个他从未谋面的陌生人，他却把此人错当成了自己的朋友。这叫作正向叠置。假设走过来的这个人正是他的朋友，他却以为是别人。这叫作反向叠置。在这两种情形下，某种错误的特质被叠置到了原本那位朋友的身上。

叠置是一种错觉，源于对真实事物的无知。认识到貌似蛇的东西实际上是绳子时，这个错觉就消失了。这蛇过去不存在，现在也不存在，未来也不会存在。这蛇仅仅存在于想象中。一旦看清，就不会再犯同样的错误。同样，一个人在这个世界上所见的形形色色的事物和情境，实际上都只是梵——过去是梵，将来依然是梵。

梦是在现实上叠置的一个生动例子。然而，心和显化的世界有力量创造出无数比梦更广袤持久的幻象。日常生活充满了虚幻的交易。例如，到银行贷款还房贷，许多不同的人签署着各类文件。钱无须过手，甚至连钱的影子都不曾见到。钱只不过是银行里面某个地方一张纸上的记录而已。整个交易不过是纸上的交易——一纸之梦。但同时，它又显得那么真实。

人不断地卷入这类情形。普通人会完全陷入其中。而吠檀多士，即智慧瑜伽士，却保持着觉知，知道这个世界是幻象，并在履行自己职责的时候保持无执。智慧瑜伽教导说，即便一个人在做梦，他也可以从智性层面脱离这个“世间之梦”，与那真我相联结。

吠檀多会带来成功冥想所必需的无执。因为如果没有无执，世界上的事物及念头，也就是摩耶之戏，便会侵入冥想。这时候修习者会认同于摩耶之戏，而不是认同于真我或者神。一个人接受了这个现象世界，会渴望得到形形色色的事物，会体验到苦与乐，经历种种磨难，并受制于自己的好恶。但对于智慧瑜伽士来说，根本没有世界这回事，他安住在真我之中。

获得合一的觉知以及与梵的认同，看起来似乎是无望的，因为我们习惯于认为自己是独一无二的个体。然而，没有人是孤立存在的。我们都是梵的身体。身体没有哪一处与别处不同，或者比别处更好或更有用。脑细胞不会比膀胱细胞得到更好的待遇。人体有数万亿的细胞，可是它们并未被区别对待。尽管身体细胞其实是各自独立的，在实验室的试管里，它们各司其职，但我们依然把身体视作一个整体。因为至上之梵，整个宇宙就是一个身体，每个个体都是一个细胞。然而，我们却认为自己不同于梵的身体，并且执着于我们拥有独立的小身份的观念。

认知器官及行动器官使得人能够分辨这个世界上形形色色的事物。但是了解真相后，这个世界看起来就不再真实了。无一处不是梵，无一处不是真我。你可能不喜欢你的身体或者任何外物，但是不喜欢真我是不可能的。当一切都被视作真我时，怎么还可能去恨谁呢？人成为纯粹宇宙大爱的体现。

人是按照神的样子造出来的。但这并不意味着神也有眼睛、鼻子、肝脏、雀斑、痛苦、死亡和无明。这些都是人的特质，不是神的。神是所有这些特质被排除之后那剩下的。热爱身体和享受物质世界的剧目，有着天然的局限性。当人不再被视作个体，而被视作作为观察者自身的真我时，真正的爱就开始了。

尼呀亚：比拟

由于吠檀多哲学的抽象真理不能被有限的智力轻易理解，因而最佳的教授方式是通过实例。吠檀多的主旨是，唯有梵是真实的，整个表象世界都是不真实的，而个体灵魂与梵是同一的。我们通过以下经典比拟——尼呀亚（Nyayas），讲解这一真理。

绳与蛇（Rajjusarpa Nyaya）：夜间，一个男子踩到一根绳子，把它误当成了一条蛇。有了光之后，他看到了自己的错误，恐惧也就消失了。这诠释了在了悟之前，世界的属性是如何被叠置到梵上的。

沙漠中的海市蜃楼（Mrigatrishna Nyaya）：海市蜃楼给人有水的幻象，诱惑旅人自我毁灭。同样地，这个世界的欢愉看起来如此真实，诱惑个体灵魂（Jiva，吉瓦）远离灵性的道路。然而，对欢愉的执着最终会带来痛苦。

男人与柱子（Shuktirajata Nyaya）：暮色中，远处立着一根柱子，却被想象成了一个男人。和"蛇"的幻象一样，这是另一个叠置的例子。不真实叠置在真实之上。

金子与饰品（Kanakakundala Nyaya）：尽管饰品有各种形状，但它们的本质都是金子。同样，有各种各样的陶罐——大的、小的、圆的、扁的，但总的来说，它们都只是黏土。这个类比阐明了，世界的名相本质上都只是梵，梵遍在一切形状和形式之中。

海洋和波浪（Samudrataranga Nyaya）：海洋里有数不清的波浪，每一个波浪都可以被单独看到。但是它们都是水，和海洋不可分割。事实上，波浪与海洋是同一的。梵和个体灵魂是一体的。

水晶和色彩（Sphatikavarna Nyana）：水晶是纯净无色的。然而，靠在一个有色的物体旁边时，它就会映射出这个物体的颜色。梵是没有属性的，但是乌帕蒂以及自然的三德的折射，让梵看起来似乎有属性。

荷叶（Padmapatra Nyaya）：雨滴落到荷叶上，会顺着荷叶缓缓滑落而不会沾湿叶子。同样地，梵就是这个世界那未被沾染的基底。它就像电影荧幕一样，不受其上播放的光影的影响。

风和气味（Vatagandha Nyaya）：不管什么气味，不论是好是坏，风都会带走它。但风本身不受影响。尽管梵呈现为形形色色的名与相，但它本身并不依附。

蜘蛛和蛛线（Oornanabhi Nyaya）：蜘蛛从体内吐丝结网，（据说）之后会再摄入蛛网。蛛丝，就是蜘蛛的身体，两者是同一的。同样地，世界由梵投射而来，又消融而复归于梵，世界与梵总是一体的。

太阳的镜像（Surya Bimba Nyaya）：在池塘里、河流中、水坑里，都可能看见太阳的镜像，但只存在一个太阳。不管梵有多少镜像，真相只有一个。所有多种多样，皆由摩耶幻化。

陶罐和空间（Ghatasasha Nyaya）：尽管陶罐壁看起来似乎把空间分割成了“内”和“外”，但空间（空元素）并不受器壁的影响。陶罐一旦打破，便无所谓“内”“外”了。其实这“内”和“外”本身并没有发生任何改变。阿特曼（Atman，真我）看起来受身心所限，但它与那至上是同一的。

焦布（Dagdhapata Nyaya）：火烧过的布，不碰就还是布的样子，但一碰就成了灰。同样地，智慧瑜伽士的私我被智慧之火燃尽，只是他的身体还在。

星星（Arundhati Nyaya）：要是难以在天空中寻找某一颗星，老师可能会先指出一些更亮、更容易被找到的星。然后，再从这些星星引导学生去看向那颗他在找寻的星。因此，修行者首先被教的是行动瑜伽、虔信瑜伽、哈达瑜伽等。这些瑜伽之道会将他带向自我领悟。

种子和树（Bija Vriksha Nyaya）：种子是树的因，而树又是种子的因。没法说谁先谁后。这阐明了每一个陈述都有一个相对的陈述，而世界受限于相对性。

猴妈和猴宝（Markata Kishora Nyaya）：母猴在树间攀缘时，猴宝宝会用自身的力量，紧紧抓住母亲。而智慧瑜伽士则会自己努力去获得智慧。相反，虔信瑜伽士对主臣服时，是完全无助的，就像小猫得靠母猫把它叼起来一样。

石头和泥巴（Ashma Loshta Nyaya）：泥巴，和棉花相比是硬的，但和石头相比则是软的。事物本身没有属性，属性只是因为相对性才存在。

乌鸦及其牙齿（Kakadanta Nyaya）：在这世上寻找幸福快乐就如同找寻乌鸦的牙齿，或者找寻无法生育的女士的儿子。质疑存在的矛盾和神秘，是毫无意义的，因为事实上根本没有创造这回事。

棍子和甜甜圈（Dandapoopa Nyaya）：在印度，有种有点儿像甜甜圈的面点，经常被串在棍子上拿到市场上卖。据说当很多甜甜圈串在棍子上时，棍子就消失了，而棍子要是没有了，那甜甜圈也就没有了。这就是说，世界消失了，对这个世界的所有疑惑和妄念也就消失了，而与此同时自我领悟发生了。

理发师和儿子（Kshaurikaputra Nyaya）：国王叫理发师去寻找王国里最俊美的男子，理发师的寻找徒劳无获，直到他想到自己的儿子。而他的儿子，实际上是丑陋的化身。这个故事阐明了执着的盲目性。每个人都被封闭在自己有限的体验中。

毒药和虫（Visha Krimi Nyaya）：有些虫子能在致命的毒药里面茁壮成长。一个人的蛋糕可以是另一个人的毒药。这阐明了好和坏是相对的。感官的欢愉对于修为高的人来说就是毒药。

乌鸦和棕榈树（Kakataliya Nyaya）：乌鸦栖息在棕榈树下，被落下来的椰子砸死了。乌鸦的死是由于那只砸下来的椰子呢，还是怪它自己在那个时候处于那个位置呢？我们每一个人都独立地在体验着这个世界。对这个共同的世界的体验纯属偶然，且毫无意义。对那未分化的真我的体验才是实相。

一个小孩可能在一打水罐子里看到了太阳的倒影，就认为他看到了好多不同的太阳。太阳的倒影虽有太阳的某些属性，但是它们无法和那亮得多、强得多的真正的太阳相比。当罐子里的水干了，幻象就会消失，但太阳依然存在。

真我，就像太阳，透过一切折射出来。折射的属性取决于折射物表面的纯净程度。人只受心的无明所限。一个真我的折射被无明遮蔽的人可能会被称为罪人，而一个真我的折射熠熠生辉的人可能被称为圣人。但是智慧瑜伽士始终不会忘记，圣人和罪人之间并无差别，因为他们都是同样不受限的真我。

智慧瑜伽冥想：吠檀多的修习

MEDITATION AND MANTRAS

冥想与曼陀罗

> 吠檀多必须进到你的骨子里、神经里、细胞里、心里。我不相信口水吠檀多。那纯粹是虚伪的。即使一小点儿真实的吠檀多修习，也能快速提升一个人，使他变得永恒、无畏。我信奉的是实用型吠檀多。我信奉脚踏实地的灵性修习。我相信世俗本性和各类俗世事物可以根本改变。我们应该变得绝对无畏，那是活在真我中的表现。不言无语，不争无执，不辩不论。不再钻研，不再徘徊。活在OM中，活在真相中。进入静默，那里有安宁，安宁就是静默。
>
> ——悉瓦南达《灵性修习》[1]

为了认知真我，吠檀多中有各种各样的修习方法。每种方法都是基于去除对自己和宇宙的限制性概念，即乌帕蒂的。容器产生了这样一种幻象：容器内的空间与外在的空间不同，容器内的空间更小。和容器一样，心也创造了许多面墙壁，将自己围在里面，产生了和真我分离的幻象。不管是哪种方式，吠檀多冥想的核心就在于去除限制性附属。智慧瑜伽的修习者不只是在特定时间内静坐冥想，他一整天都处在冥想的过程之中。这样的智慧瑜伽士就可以做到入世而出世。

---

① *Sadhana*——校者

奈替－奈替：非此非彼

奈替－奈替（Neti, Neti）的意思是“非此非彼”。它是吠檀多分析方法中的排除法。它是吠檀多式参问的基调，是一种方法。搞清楚一个特定的事物不是什么，就可以进一步明白它是什么。通过这个排除的过程，人能够认识到幸福不存在于财富、权力、名声或任何其他尘俗的对象之中，进而可以逐渐理解真正的幸福是什么。排除掉所有可以由感官认知的事物，这个过程会让人穷尽脑力，进而找到内在的答案。最终，直接的体验是必需的，因为这并非智力理解的问题。当智力资源被完全用尽，可以达成99.99%的目标。要达到100%，就只有靠直觉性领悟了。

一个人不是他的房子也不是他的工作，因为这些都是会变的，而这个人却还是这个人。认同于服饰或发型毫无用处，但我们所有人还是会不时地受制于这种形式的幻象。真我，一个人的根本属性，既不是身体也不是感官；身体和感官仅仅是真我的外在特质。这个世界所有非真我的东西，智慧瑜伽士都会否定排除掉对它的认同。“我不是这些欲望”，“我不是这些恐惧”，“我不是这个个性”，智慧瑜伽士用这样的话排除掉对心的认同。渐渐地，尘俗体验中的所有事物都被排除了。最后，尘俗的体验被超越，因为一切都被排除了，剩下的唯有真我。

在这类冥想沉思中，与那绝对的合一，是通过对身体、头脑、名称、形式、智力、感官等所有乌帕蒂的否定排除来达成的。

剩下的就是真正的“我”，即萨其达南达（Sat-Chit-Ananda[①]），那绝对的真－智－喜。全然专注地冥想，在心向外游走时将它拉回来。外物并不是真我阿特曼。最终，心会逐渐变得稳定，安住于不念不动的纯粹喜乐状态。

萨克希－巴瓦：见证者的状态

萨克希－巴瓦（Sakshi Bhav）是一种见证观照的方法。一个人去观察生活之剧，就像在看一部电影一样，但依然不与之认同。不论修习者经历什么境况，他的反应都是：“我并未牵涉其中，我只是在看着它发生。”这种方法让人内省，近距离觉察到念头的波动。心不想被观看，会很快开始放慢思维活动，但它并不会那么容易就此罢休。它会用很多方法欺骗和说服我们去停止观察它。这是如此强大的一股力量，除非你保持极度的警觉，否则心不管去到哪里，都有能力将你的注意力拖到那里。一次又一次，它会无数次地将注意力从专注的对象上移开。我们必须耐心地观察这些，然后坚定地回到观照的状态。切记不要跟心斗，而只能温和地引导它。重复“我是我一切行动的见证者”（OM sakshi aham），并且持续坚持从这些行动中抽离，个体的私我意识最终将会消逝。

---

① 义为绝对的存在、智慧、喜乐，本书中译为绝对的“真－智－喜”。——校者

阿贝达－玻达－瓦柯雅：去除名相

宇宙中的一切有情无情众生都有五个组成部分——名、相、存在、智慧和喜乐。所有的事物，不论是动物、植物还是矿物，都有这些特质，只是表面名相上的不同，使它们看起来有了差别。名和相是虚幻且短暂的，而存在、智慧和喜乐则是永恒的。物质是精神的可视显现，两者是不可分的。但是通过阿贝达－玻达－瓦柯雅（Abheda Bodha Vakya），即去除名相的冥想沉思技术，名和相就被去除了。只有人拥有这种工具，可以认识到剩下的就是那真－智－喜，即萨其达南达——那永恒之“我”，那历经诸般名相变化而始终存在的那。

一个个体的眼睛、心脏、肾脏、肝脏、血液等身体组成部分受损时，可以由其他个体的替代。如此一来，这个身体的身份是什么呢？这个个体的身份是什么呢？“我”的意识始终如一，无法将“我”从任何生物体或非生物体中移出。一棵树也许被砍了做成木板，金子也许会变成戒指，但改变的只是名相而已。认同于宇宙中所有事物底层的无属性的本质之时，我们就到达了冥想的最终阶段。

拉亚－钦塔纳：融回

拉亚－钦塔纳（Laya Chintana）是一种回溯或融回的方法。在这个系统中，果被融回因中。每个因都是前因之果，所以这个过程渐进地持续着。这种方法有三种方式。第一种是，专注于融入智力（Buddhi，菩提）的理解之中，又进一步从菩提再融回那未显化的宇宙，即阿维亚柯塔姆（Avyaktam）中。阿维亚柯塔姆是指自然的三德（萨埵、罗阇和答磨）处于平衡的一种状态。最后，阿维亚柯塔姆融回那至上的不朽之梵。而在第二种方式中，世界的组成元素互相融合，从最粗显的到最精微的。这是形成地元素的逆过程。大量涡旋的气体逐渐冷却，凝结成一颗固态的行星。其专注点在于五大传统元素——地、水、火、风、空的显化。地元素融回它的因——水元素；水元素融回它的因——火元素；风元素，作为火的因，吸纳火，然后被空元素吸纳。空融回阿维亚柯塔姆，并最终融回梵。第三种方式是，小宇宙融入大宇宙。个体和宇宙融合，换句话说就是，个体灵魂与梵融合。这样所有外在的属性都逐渐融回其源头。

宇宙所有的属性在人体内都能找到。一个原子就是整个太阳系的完整复制体，电子围绕原子核旋转，正如行星围绕太阳旋转一样。原子是一个小宇宙，任何发生在人体这个小宇宙中的事情也发生在地球和大宇宙中。个体宇宙的创造和毁灭一直在进行着。个体小我仅仅是宇宙大格局中极小的一部分，与其认同于这个小我，不如和大宇宙本身融合，这样可以找到更大的身份认同。此时物质处于最精微的状态。太阳和地球存在之前，它们只是气体分子；而在发展到分子状态之前，它们以能量的或者说以太的形式存在。

水分子由氢、氧原子组成。当原子在回旋加速器中被击碎时，科学家发现这并不是物质的终结。无论科学家如何再分原子，他们都能继续发现更小的粒子。如果地球和太阳突然爆炸成碎片，物质将重归于以太，并最终回归到那至上智慧——与之相比，以太本身则是粗显的。物质到其最初源头——梵的还原过程的最后一步就是心。因此，心是空元素之源，空元素演化为风或者说气，风元素又凝固为火元素、水元素和地元素。这就是演化的终点了。因而粗显的物质是宇宙之心演化的最终状态。在这一粗显的层面，心就变成了物质的自然。

粗显物质是心最为密实的显化，其中呈现的意识水平最低。它离源头太遥远了，无法表现自己。举岩石为例：它内含着潜在的无限能量，但如果没有得到智慧的运用，它就只能是个无生命的存在。物质离它的源头越远，向粗显的层面演化得越充分，它的潜能就越受限。

细看那些我们习以为常的元素，让人不由得对影响一切的宇宙智性叹为观止。以水为例，它由两个氢原子和一个氧原子组成。氢气如果遇到火，就会发生爆炸。氧气则让火燃烧得更旺。但是当氢氧结合在一起成了水，就能扑灭火焰，冷却身体。这精巧的工程源自哪里？唯有智性的力量才能有此创造。

一切生命都是相互关联的。动物吸入氧气——植物光合作用的副产物，呼出二氧化碳。在它们体内，氧气和葡萄糖结合，为各种各样的身体功能提供能量。植物吸入二氧化碳，释放出氧气到空气中，为动物所用。植物从泥土中获得营养，运用阳光进行光合作用。人吃植物获得营养。当他死后，身体回归大地，变为植物的养分。一切事物间都存在着复杂而互相依存的关系，这只是一个小小的例子。这样的一个世界，几乎不可能是一次自然的意外偶然创造出来的。

这样的关系遍及宇宙。细想一下宇宙之大。这些奇迹仅仅只发生在地球上是不可能的。我们的银河系有多少个带有行星的恒星呢？又有多少个星系存在呢？这个宇宙有多大？宇宙的大小是无法想象的；而可以支持生命存在的行星的数量，也是无法想象的。

物理法则使得行星以确定且精确的方式自转并围绕太阳公转。同样是这些法则，使得整个太阳系，实际上甚至是所有的星系，在宇宙中高速飞驰，却又完美有序。这些法则不可能没有来由，凭空而来。只有假设存在着影响一切的宇宙智性，才能解释这一切。

旁齐卡罗那：五倍法

融回是通过思维，而不是通过中止念头的波动来冥想。五倍法（Quintuplication）与之类似。五倍法把身体的成分及其功能分解成叫作瑭玛特拉（Tanmatras）的五个基本元素。它进一步发展了将粗显融回精微的概念。当认识到这些元素并非梵，它们既可以用“融回”的原则互相融合，也可以用“非此非彼”原则予以排除。无论通过哪一种方式，都可以达至真我，而真我是超越所有这些元素的。要到达这个目标，可以运用五倍法。

根据这一古老的理论，人由于无明，认同于粗身。而粗身由五个基本的纯净元素组成：空（Akasha）、风（Vayu）、火（Agni）、水（Apas）、地（Prithivi）。这五元素以特定的比例相互组合，就叫作五倍法。因此有这样的说法：身体哪里硬，是因为地元素；哪里流动，是因为水元素；哪里温暖，是因为火元素；哪里动，是因为风元素；哪里有空隙，是因为空元素。这也是阿育吠陀医学的基础。

最粗显的三个元素——地、水和火，可以轻易地被五大感官体验到。风元素尽管看不见，但它可以通过嗅觉和听觉被间接感受到，还可以通过触觉被直接感受到。空有两个意思，其中一个指天空。但作为一个元素时，它表示原初的能量，或者说那原初的云。

在创造的过程中，原初的能量首先出现，然后是处于精微层面的物质，最后才形成我们所知的这个世界。所有这一切背后是萨克谛，即宇宙能量。它也被称为摩耶——遮蔽及投射的力量，因为它遮蔽了梵的知识，又投射出这个宇宙的幻象。萨克谛从源头吸取能量，形成各种各样的元素，而这些元素只有在获得了最粗显的形态之后才会安定下来。

当处于纯净或精微的形式时，五个基本元素以确定的比例组合，形成了粗显的五大元素。地球的存在正是依赖于这些粗显的五大元素。吠檀多这种传统的观点也许听起来和现代科学并不契合，但是人们依然可以吸收这些观念背后的思想精髓，了悟物质和精神之间的精妙关系。根据五倍法，每一个大元素

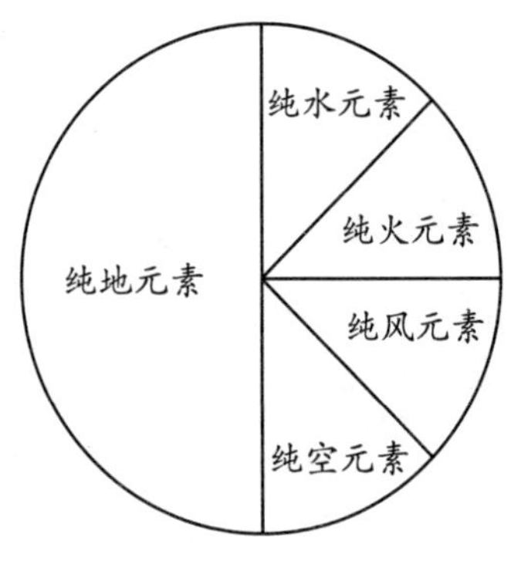

地大元素

都由二分之一相应的元素，以及其他四种纯元素各八分之一组成。例如，从前面这张地大元素的图示，可以清楚地看到：地大元素由二分之一的纯净的地元素和各八分之一的纯净的空、风、水、火元素组成。

每一个元素“五倍”之后都不再纯净，而是包含了一定比例的所有其他元素。根据其主导元素的情况，每一个“五倍”之后的元素都会产生出特别的效果。每一个都包含着别的元素的特质，在自然和人类身上都发挥着独特的功效。

进一步说，每一个大元素都有五个特性。这些特性取决于大元素之中纯元素间的互动——共 25 种形式。

“五倍”后的元素

大元素	纯元素				
	空	风	火	水	地
空	悲伤	欲望	愤怒	妄念	恐惧
风	扩展	奔跑	弯曲	行走	收缩
火	睡眠	口渴	饥饿	光泽	懒惰
水	唾液	汗液	尿液	精液	血液
地	毛发	皮肤	动脉	血肉	骨头

为了更好地理解这部分理论，让我们来看一下一式五倍组合后的空元素的特性。这五个特性分别是悲伤、欲望、愤怒、妄念和恐惧。它们都源于空元素，而空元素则属于心中的空间。悲伤是空元素的主要成分，因为悲伤时身体感觉像空间一样空

洞。欲望稍纵即逝像一阵风，因此它属于空元素里的风的部分。愤怒发生时，身体变热，它属于五倍组合后的空元素里火元素的成分。妄念和水一样无所不在，它属于空元素里水元素的部分。最后，当我们因恐惧而僵住的时候，身体会不动，像一尊雕像似的；因此，恐惧属于地元素的部分。剩下的二十个特性都可以用相似的方式来理解。

尽管情绪实际上属于精身，但它们似乎被当作肉身的范畴来对待，因为情绪的影响可以在身体层面直接感受到。情绪属于五大元素中的空元素的部分，所以不可能是真我。这样排除之后，与情绪认同也就不可能了。“我不是这些情绪，我不是这具身体。我不是这些行动。我是真我。”智慧瑜伽士抛弃了“我”和“我的”的概念，与不朽的阿特曼相认同，而真我阿特曼与五大元素完全不同。真我是所有这些产物的知者、观者、见证者。

当肉身被分析，所有暂时的特性被排除后，就没有什么剩下了。它仅仅是五个基本元素及其二十五种组合的结果。现代科学家和医生只理解身体粗显的属性。五大元素和二十五种特性只不过是乌帕蒂。当这些都被剥除之后，所剩的就是真我了。

这些五倍组合之后的元素组成了五大层鞘，智慧瑜伽教导修习者不与这些元素认同。身体是幻象(Maya)和无明(Avidya)一场虚构的演出。执着于它就是束缚。排除拥有的概念，排除对其虚幻特质的种种执着，人就可以获得解脱。

玛哈瓦柯雅：大圣言

关于永恒真我的知识，即为真知。有真知的地方，就不会有一丝一毫致因性的无明。吠陀经以及奥义书等经典的存在就是为了将真知传授予人。经典中的陈述可以被归为三类：训诫、禁令以及至高真相的宣言。

前面两类——训诫和禁令，让修习者可以稍稍瞥见真相，并将他提升到一个具有适当理解力和接受性的程度。它们和胜王瑜伽里的禁制和劝制，或者《圣经》的十诫有点相似，都给出了基本的灵修教诲。第三类——宣言，是指四部奥义书中的一组真言，表达了个体灵魂与至上灵魂同一的至高真相。它们只适合那些心得以净化并具备卓越理解力的人。它们被称为大圣言（Mahavakyas）。理解这些宣言使得个体灵魂能够认同于至上灵魂。大圣言共有四句，四部吠陀经每一部中包含一句：

1. 意识即梵（PRAJNANAM BRAHMA）——梵的本质是存在，绝对的知识，或者说宇宙意识。

2. 我是梵（AHAM BRAHMA ASMI）——修习者在冥想时专注于这个想法，认同于至上的那，而不是认同于乌帕蒂。

3. 你是那（TAT TWAM ASI）——Tat 代表梵，Twam 是个体，Asi 是合一。老师通过这一大圣言来指导灵性修习者。

4. 真我即梵（AYAM ATMA BRAHMAN）——这表达了冥想者内在的直觉体验。

这四则宣言中，“你是那”最为重要。古鲁通过这一宣言开启弟子关于梵的知识，因为正是这一条才产生了另外三条。弟子对此沉思、冥想，最终体验到三摩地，即超意识的状态。然后他就能够将其他三条表述出来。

“你是那”中的字词必须被仔细地拆解研究，因其蕴意丰富。它可以被复述给不同的人，并以不同的方法诠释——这取决于个人的修为。一旦能够正确理解，修习者就更具备能力去抛下一切行动、无意识反应及属性。他就可以过上此生无忧的生活。

首先一点，修习者必须对那绝对、世界和个体这三者之间的关系有一个基本的认识。梵，即那未显化的绝对，自身投射为原质，也就是我们所知道的世界。原质由自然的三种属性构成：萨埵、罗阇和答磨。接下来，它显化出两个面向：摩耶——现象世界，和无明——与个体私我的认同。

在现象世界，梵透过萨埵，即纯净，折射为摩耶，也被称为伊喜瓦拉（Ishwara）——自在天。自在天这个名字的意思是有特质的神，有属性的神。自在天对这个世界有着完全的控制，可以显现为耶稣、罗摩、湿婆以及圣母。自在天呈现为神性的任何面向，让个体可以与之产生关联。在梵的另一个折射中，原质因原本的纯净中掺杂了活动和惰性（罗阇和答磨）而失去平衡。这就产生了不纯净的无明状态——阿维帝亚（Avidya）。梵透过它折射出来，就是那些被那相同的无明所影响的个体灵魂。

由于自在天和个体灵魂吉瓦都是那没有特质的梵的折射，二者之间其实没有根本的不同。不过是折射的清晰度不同而已。一面干净的镜子和一面脏的镜子被放在太阳底下，干净的镜子反射出更多的光。一个存在所折射出的神性的多少，取决于它的纯净度。

唯一真正的区别在于：自在天对于摩耶有着全然的控制，而个体却被困在摩耶之网中。正如蜘蛛为自己织了一张网，梵投射出了这个世界。蜘蛛可以在网上自由移动，不被自己所吐的丝影响。然而要是一只苍蝇撞到网上，就会被困住。我们就像被摩耶之网困住的苍蝇。

正如蜘蛛，自在天可以在自己的创造之中，在任意层面以任何显化的形式移动。他可以在任何层面化身，也可以从化身中摄回。作为毗湿奴、罗摩和其他阿瓦塔（Avatar，化身），自在天的显化不被摩耶所影响。在《罗摩衍那》这类的故事中，人们看到罗摩在经历着情绪，这只是因为人的特质和反应叠置在了神身上，他并不是真的受制于人类的情绪。正如蜘蛛必须沿着自己的丝线移动，罗摩也不能干预他自身创造的业力法则。游戏还得玩下去。

总结一下，梵透过摩耶折射时，折射出的意识称为自在天，它控制着宇宙。这意识透过无明折射出来，就是个体灵魂。不论名称为何，梵是唯一的。就像牛奶就是牛奶，不论是法国奶牛生产的，还是德国或者印度奶牛生产的。品牌的名字和容器都没有关系。摩耶就是那容器，其中只有一个自在天。一个人无法感受到“我是那”，因为无明的遮盖使得他的折射变暗了。

当耶稣说，“我与父原为一”，他实际上在说，“我是梵”。摩西在荆棘火焰中有过同样的天启：“耶和华说：我就是那我所是的。”“我与父原为一”可入大圣言之列。耶稣是一位修为极高的智者，但他被钉上了十字架，因为和他同时代的人无法理解他的话。假如他出现在今天，他还是会被钉在十字架上。人们期待的是符合自己先入之见的弥赛亚，他们对于真理的宣告没有兴趣。

吠檀多从来都不是为大众准备的。就像耶稣说，“真相会让你自由”，凡夫由于无明也无法理解。他的弟子们以为这些话只适用于耶稣，而不是为他们准备的。明白他到底在说什么的弟子，耶稣一个也没找到。

巴歌特雅嘎－拉柯夏那

这是智慧瑜伽解释宣言“你是那”（TAT TWAM ASI）的一种方法。在吠檀多中，Tat 这个词代表无特质的梵，Twam 代表个体灵魂，Asi 代表合一。对这些字眼的冥想是一个反催眠的过程。一个人排除了所有限制个体灵魂的特质和属性，就会领悟到个体灵魂就是梵。

再详细地解释一下，一个词或一句话的含义可以有三种方式来解读：

1. 瓦查亚塔（Vachyartha）——基本的含义，由字面直接传递出来的意思。

2. 拉克西亚塔（Lakshyartha）——间接的含义。

3. 维阳格亚塔（Vyangyartha）——暗指的含义，通过文字的关联暗示的含义。

一个词和它的含义是由心的波动（Vritti）连在一起的。当说出“火”这个字眼时，相对应的心的波动被激活，就会出现这个概念的画面。这个过程也会反向发生。一个人看到火时，脑子里的画面就引发相应的言语——“火”。这种词与其含义之间的关系可繁可简。当一个词所表达的是其基本含义，那么这种关系就是简单的。“太阳是火热的”，就是一个瓦查亚塔的例子，因为“火热的”直接和“太阳”相关联。假如一个小孩被要求画一片叶子，他照着自然界里叶子的样子画。但艺术家就不会这样直接复制。拉克西亚塔是基于词与其含义之间非直接的联系。“今天很热”这个陈述，暗指的含义是太阳是火热的。字词与其含义之间的间接关系被分为三类：贾哈拉柯夏那（Jahallakshana）、阿贾哈拉柯夏那（Ajahallakshana）和贾哈达贾哈拉柯夏那（Jahadajahallakshana）。

当一个词的直接含义被摒除，只有其间接的含义被考虑，这就叫贾哈拉柯夏那。“房子在河上”这个陈述并不意味着房子在河水之上，而是指房子在河岸边。一条流动的河的直接含义被摒弃了，它被间接的含义“河岸边”替代了。尽管这条河与它的岸是非常不同的两样事物—— 一样是水，另一样是地，两者只是因为空间上的邻近而存在着某种关联。在这里，间接的含义是基于直接含义的，而直接的含义被摒弃了。

在阿贾哈拉柯夏那里，直接和间接的含义都用得到。想象一个在看马戏的男人问，“哪一匹马在跳？”他可能得到的回答是，“白的在跳”。颜色不可能跳，但在这里，“白的”的直接含义连缀着“马”的间接含义，这两者都和句子相关。完整的含义就是“那匹白色的马在跳”。

第三类，贾哈达贾哈拉柯夏那，也被称作巴歌特雅嘎 - 拉柯夏那（Bhagatyaga Lakshana）。在此，一部分的直接含义被保留了，一部分被摒弃了。假设十年前，住在纽约的史密斯医生的某位朋友最后一次见到他是在一次歌剧演出中。现在，想象他的这位朋友十年后再次见到他，而他却已经是圣弗朗西斯科贫民窟里的流浪汉。友人惊叫着大声说：“这就是那个史密斯医生。”这句陈述里有某种矛盾，因为“这”这个字指的是他此时看到的史密斯医生，与之关联的是在圣弗朗西斯科衣衫褴褛的流浪汉的形象。但“那”这个字指的却是以前所认识的史密斯医生，它关联的是十年前，三千英里之外一个身着燕尾服、事业有成的专业人士。

某些因素是自相矛盾的，必须去除。成功的医生不同于无业游民。圣弗朗西斯科不是纽约。贫民窟不是大都会歌剧院。还有，说这话的那一时刻也不同于十年前。

在这句话里，“这就是那个史密斯医生”，“这”和“那”的直接含义只有一部分被保留了。自相矛盾的时间、空间和外在的样貌这些因素被去除了，而留下来的是史密斯医生这个人本身。只有去除那些无常属性，史密斯医生这样一个概念才不会自相矛盾。只有在头脑经历了这个复杂的过程（当然这只发生在一刹那间），“这个史密斯医生”才可以跟“那个史密斯医生”画等号。名与相上的冲突被搁置，“这就是那”的观念被抱持。史密斯医生——两个概念中共有的那个人，就是那暗指的含义。

只有根据这一类的推理论证，“你是那”才可以被理解。“你是那”不是就身体的直接含义而言。它强调每个个体的灵魂事实上就是那至上的绝对。诸如身体、肤色、性别以及宗教这些无常属性被去除了。尽管我们现在暂得了人身，但是在转世到这个世上之前，人人都处于梵的状态。Tat——那，指的是纯粹意识或者说梵；Twam——你，指的是透过无明折射出来的意识，或者说个体灵魂；Asi——是，宣告了两者的合一。真正存在的只有这合一，因为一切都是梵的投射。

因此，无明导致个体灵魂认同于其智力、情绪和粗身，进而带来了行动、烦恼和痛苦。尽管只有那唯一的梵，乌帕蒂却制造了个性和分离的表象。我们与个体的各个层鞘认同，无法认识到自己的真实本性。奥运冠军认同于粗身鞘，政治家认同于能量鞘，恋爱中的人认同于心意鞘，大学教授认同于智性鞘，一直都快乐且纯净的人认同于喜乐鞘。他们中哪一类人最接近真我领悟呢？没有谁更接近，因为他们都是囚徒，都还离得很远。甚至良善都是束缚，因为喜乐鞘和其他所有鞘一样，也是乌帕蒂。锁链也许是金子做的，也许是铁做的，但都是锁链。

曾经，众神之王因陀罗（Indra）和众魔之王毗娄遮那（Virochana），去拜见创造者帕拉佳帕帝（Prajapati），学习关于真我的知识。在接受了三十二年严格的教导之后，二位被要求对镜自照，并报告所见。二位照做以后，回复老师道：“我们看到自己就是我们所是的。”帕拉佳帕帝于是要他俩穿上自己最好的衣服再看一次。帕拉佳帕帝听到两位回答如初，就告知两位：“那就是不朽的真我。”

毗娄遮那很满意，就对他的追随者说只须崇拜身体。但因陀罗并不相信身体就是真我。在第二个三十二年的学习之后他觉得做梦的自己是真我。然而他仍然不满意这个答案，继续苦修了一百零一年，了解到真我超越所有这些个人化的特质。

和毗娄遮那一样，大多数人都误把身体当作了真我。他们无法理解“你是那”，因为他们缺乏耐心去细思此语的深义。言语是一把双刃剑：被误解，会妨碍人的进步；被正确解读，则能引领人们跨越无明的深渊。只有经过长久、详尽且仔细的深思，“你是那”的要义才能被把握。那时，我们就会明白，即使人是按照神的样子创造出来的，神和人也不一定就相像。人必须深入内在，去领悟那一直藏于内在殿堂的神性。

虔信瑜伽冥想

MEDITATION AND MANTRAS

冥想与曼陀罗

真正的宗教并不存在于仪式的奉行、沐浴和朝圣中，而是在于爱一切。宇宙之爱兼收并蓄、无所不包。有了纯粹的爱，所有的分别差异，以及仇恨、忌妒、我见，都会消散，就如晨光穿透、驱散黑暗一般。没有比爱更高的宗教。没有比爱更高的知识。没有比爱更贵的珍宝。因为爱就是真理，爱就是神。

——悉瓦南达《瑜伽实修课》[1]

虔信瑜伽（Bhakti Yoga）是虔诚之道。智慧瑜伽会吸引智性的人，胜王瑜伽会吸引那些理性、科学型的人，而虔信瑜伽自然地就会吸引那些性格中感性占主导的人。虔信瑜伽源于天生的、非自私的对合一的追求，它是领悟神性最直接的方式。它的方式就是纯粹之爱。这爱倾注到择神或者说神性的某个面向之上。从本质上看，虔信瑜伽之道和基督教的传统是相通的。通过全然专注于神，虔诚者努力地去铭记神、与神同在。通过信念、祈祷和自我臣服，虔诚者会获得对那至高典范的直接认知。当那融合发生时，唯有合一存在，目标就达成了。

① *Practical Lessons in Yoga*——校者

转化情绪

在其他瑜伽之道中，情绪根本都没有位置。并且，由于和依恋紧密联系在一起，它们被彻底排除。然而，虔信瑜伽士（Bhakta）却将情绪转变成对神无条件的爱，这既不是束缚也不是自私。情绪一旦得到适当的引导，就可以用于获得解脱。

虔信瑜伽的修习，将低等的情绪转化为虔诚。情绪是弱点，一定不可与神圣之爱等同起来，后者呈现为和平与喜悦。低等的情绪不应该被压抑，而应该被利用起来，使之升华。没有情感，就没有爱；而没有爱，一个人就无法趋近那无尽的大爱——神。借助高等的情感，虔诚者趋近那神圣。虔诚者的具体练习包括正式的崇拜，以及透过各种各相时刻观望神。随着净化的发生，神圣之爱的持续之流就会涌向那颗接受的心。

个体灵魂和至上灵魂之间的障碍，就是私我这位永远都在的敌人。它表现为一种分离感。虔信可以去除这种分离感，因为陶醉于纯粹的爱与虔诚之中时，个体的私我意识就会消失。个体臣服时就成了神手中的工具。克里希那吹笛子的美妙场景象征着这种状态。笛子是种中空的乐器，神的气息透过笛子流动。类似地，个体须要清空一切我见，以让神可以完全地通过他而行动。对自己的行为，个人既不居功自傲也不揽罪上身，因为是神在行动。虔诚者，除了神什么也不想。神就是他持续不断的念头，充满了他的整个心。神是一切的终极，因此一切都应该被崇拜。

每个个体都以他自己的方式体验神。这一点在《薄伽梵谭》

（Srimad Bhagavatam）中得到了极显著的呈现。书中，克里希那自己呈现为很多样子，有多少牧牛女，即他的弟子，就有多少个他；他的不同呈现让每个个体都感受到了他爱的沐浴。人们对克里希那的向往基于对他是神的认知，他们的满足就是神圣之爱的满足。当沉浸在与他共舞的喜乐之中时，她们体验到有想三摩地（Samprajnata Samadhi）。此时人们依然有对二元性的觉知。当个体与神合而为一时，有想三摩地就会转为无想三摩地（Asamprajnata Smadhi）——最高的超意识状态。然而，当我见让她们觉得自己已经诱惑到并且可以控制克里希那的时候，他就会与之分离。一个真正的灵性大师用同样的方法对待他的虔诚者，又与每一位弟子以适当的方式建立关系，但是当骄傲和我见影响到弟子时，他会暂时离开。

控制心意和去除私我，是所有瑜伽之道的精髓，虔信瑜伽也不例外。哪怕是在这条本质上很感性的道路上，智力也是不可忽略的。如果忽视了智力，那虔信就有可能沦为狂热的迷信。但是另外一方面，如果能够超越智力，虔诚者将体验到超巴克谛（Para-Phakti）的无上欢喜之至境。

静修林和独处，对于虔信瑜伽士来讲并不是必需的。唯有内心的态度是重要的。虔诚的态度对于瑜伽各道的精进都是必需的。即便是智慧瑜伽这条智性之道，也需要虔信瑜伽的元素，如此才能够成功获得神的恩典。

通常说来，人们转向虔信瑜伽之道，其动机不外乎以下四种。痛苦可能是一个强有力的动因。当其他所有的一切手段都归无效时，除了诉诸神别无他法。有多少战场上的战士，有多少遭遇极度悲伤的人，找到了神作为他们最后的庇护！好奇是另一个动因。超越崇拜仪轨的外在标志，头脑想要去理解那些象征、词句及仪式背后的含义，从而到达彼岸。第三个动因是想要获得的欲望。不论想要获得的是爱、是知识，还是财富，当带着虔诚和信仰向神祈求时，神就会像仁爱的父亲一样答应你的请求。最高的虔信是无私的。动机只能是爱神、服务于神的简单欲望。唯有秉持这样的态度，私我才会消失。所有的欲望，包括灵性的欲望本身，都要燃尽，否则人就不可能获得解脱。

虔信瑜伽士利用显而易见的形象和仪式来帮助达成自我臣服。神台、神像、图片等等，本身并非崇拜的对象。就像代表耶稣的基督教十字架，它也只是象征。无所不在的神，存在于图像之中，也同样存在于其他任何地方。图像只是作为神之崇拜的专注点。

虔信的形式

印度传统认识到虔信瑜伽实践的九种崇拜形式。从易到难，它们分别是：

1. 听闻（Sravanam）——聆听神玩耍（Lila）的故事。书本知识并不够。故事须由开悟的老师和智者来讲授。

2. 唱诵（Kirtanam）——歌颂神的荣耀。基督教的赞美诗也属于这个范畴。

3. 铭记（Smaranam）——在内在态度上及持续不断的祈祷之中铭记神之名及其存在。

4. 服务（Padasevanam）——服务于神的脚下。这世界被看作神的脚。一个人在服务于人的过程中，在内心将崇拜献到神的脚下。

5. 崇拜（Archanam）——通过象普迦（Puja）这类仪式来崇拜神。个人将自己献给神，进而破除私我意识。

6. 顶礼（Vandanam）——对所有名相之中的神的存在保持全然的觉知，对他顶礼。这会培养谦恭。

7. 仆人（Dasyam）——培养做神的仆人的感觉。

8. 友谊（Sakhyam）——培养对神的友谊，从而建立起私人关系。

9. 臣服（Atmanivedanam）——完全的自我臣服。这等同于无想三摩地，没有种子的状态。此时只存在全然的接纳和臣服，不再有二元性。

较初级的练习，例如聆听故事，相对会容易些。它使心专注于全能的神，创造正向的思想波动以及接纳的心。即使那些由智性主导的人，如果能同时敞开自己的心和脑，也同样能从故事和唱诵中获益。虔诚者一旦通过较初级的虔诚形式做好了准备，就能尝试那些更为困难的高阶练习了。

无论如何，虔诚者的巴瓦（Bhava），即内在的虔诚态度，是极为重要的。具体有五种不同的方式，适应不同性格的人与神联结：

1. 平静——香塔（Shanta）：纯净的平和感，完全没有欲望、无明和情绪。从外表看不出来它的存在，这是智慧瑜伽士的虔诚态度。

2. 仆人——达西亚（Dasya）：虔诚者将自己视作神的仆人，他在除自己之外的万事万物中都看到神的存在。他视自己比其他所有人都低。他谦卑地将自己放在神的手中，从服务所有中获得快乐。《罗摩衍那》（*Ramayana*）中的猴统帅——哈努曼，将自己的生命完全致力于服务罗摩，当属此例。

3. 朋友——萨其亚（Sakhya）：视神为一位灵性朋友，可以寻求建议、安慰和陪伴。没有他的陪伴，就无法生活。在《薄伽梵歌》中，阿周那和克里希那之间的关系，就是这种性质。

4. 亲子——瓦查利亚（Vatsalya）：父母和孩子的关系。把神视为神圣的孩子。雅秀达和小克里希那的关系，即是如此。

5. 爱侣——玛图瑞亚（Mathurya）：这是爱人对爱人的感觉。它是纯净之爱，完全没有掺杂任何情欲，非常难以培养。带着纯净的愿望，想要碰触和拥抱神的实身和意象。这种方式在苏菲和基督教神秘主义的诗句和文章中颇为常见。在瑜伽里面，它通过湿婆与萨克谛在顶轮的融合来象征性地表达。这是最高类型的虔诚感。

还有一种巴瓦，它不属于正常的关系范畴。这种态度不作为达到神的途径来特意培养，并且也不容易维持。这是一种对神极度仇恨的感觉。一个人持续地挂记着神，即使是带着仇恨，心也会变得专注而稳定。通过这种专注，一个人得到救赎，因为面对美德，邪恶总是会落败。印度神话里面有各种恶魔，比如卡穆萨（Kamsa）和拉瓦那（Ravana）就是通过这样的方式达到了解脱。

根据经典的传统，人会经历十四种不同的意识状态：身体的、能量的、心理的、超心理的、超意识的、无意识的、潜意识的、梦、超宇宙的、二元的、多元的、宇宙的、神圣的、绝对的。虔信瑜伽的练习可以让修习者经历任何一种或者所有这些意识状态。虔诚者特别容易受到这些影响，比如视像、前额处的光及其他的一些超自然现象的呈现。这些经历可能令人恐惧，尤其是失去身体觉知的体验，感觉就像死亡一样。然而，在严肃的灵修进程初期，这些体验会在一段时间内一再出现。修习者一定不要害怕，也不应执着于这些体验。修习者通过不懈的规律练习，就能够超越这些现象而进入冥想，获得平静和喜乐。练习者一定要努力进入冥想，并更加努力以达至三摩地。

在所有宗教中，为了大众，同时也是因为大众，真相被稀释了。真相成了人们追求的外在事物，而不再是有意识的内在状态。而后者才是真相的本质。任何宗教的基本态度都是寻求庇护、忏悔、祈祷，以及向更高的力量的最终臣服。虔信瑜伽培养的正是这种内在的意识状态。没有这种意识状态，其他所有的瑜伽之道和任何实修进步，都名不副实。

MEDITATION AND MANTRAS

瑜伽经：理论篇

心之外，还有其他。那就是真我，意识。精神分析应该结合胜王瑜伽。我们不仅要对西方的心理学知识有完整的了解，还应把它和胜王瑜伽及灵性修习结合。心理学家应该充分了解帕坦伽利的胜王瑜伽知识，如此他们将能更好地理解心的运作，从而更好地为这个世界服务。

——悉瓦南达《征服心识》

控制心的王者之道——胜王瑜伽，是领悟神性最全面最科学的途径。这一古老科学的学说，由古往今来最伟大的心理学家——帕坦伽利·马哈瑞希（Patanjali Maharishi）最先汇编和诠释。人类的心从来没有如此完整地被分析过，也从未有人如此简明地揭示出一套消除人类痛苦和弱点的方法。胜王瑜伽的方法是超越时间的。这些方法虽然渊源古老，但是对于在竞争社会中承受巨大压力和束缚的现代人来说，仍然是他们能找到的最有用的方法。前面的“专注：修习篇”对胜王瑜伽的八支已有所描述。任何人都可以修习胜王瑜伽八支，无论他是出于什么样的宗教或哲学目的。

胜王瑜伽作为一个探索心的体系，并非一个人在另一个人身上操作的系统，而是一种自我参问，借此一步一步地引领个体改变。大约两千年前，其精髓就被帕坦伽利归纳了出来。他的文字简单明了且朗朗上口，写成的这部经书易于理解和记忆。其哲学思想就包含在这后面的四个篇章里面。其中，第一章讲解了瑜伽总的理论、心的运作机制，以及不同层次的三摩地，即超意识状态。

通往三摩地之路

1. अथ योगानुशासनम् |

Atha yoganusasanam

现在开始讲解瑜伽。

瑜伽这个词本义为联结。它指的是个体灵魂同宇宙灵魂联结的过程。它会带来在任何情况下都波澜不惊、平静安宁的内心。

2. योगश्चित्तवृत्तिनिरोधः |

Yogas chitta-vrtti-nirodhah

瑜伽就是约束心的波动。

心，看不见又摸不着。它不像大脑一样存在于粗身中，而是存在于精身中。由于心携带着前世今生的一切感受、想法和印象，也携带着关于将要发生的事情的直觉知识，它的深度无可丈量。要达成合一的真正平静，必须被收拢并加以控制的，正是心，无他。

梵文词语契达（Chitta）被译为心质或心。在某种意义上，它是心之楼的底层。在吠檀多哲学中，它被称为昂塔卡茹那（Antahkarana），义为内在工具，包含四大要素：末那识（Manas），即头脑，参与思考、怀疑和愿力；菩提，即智力，担当辨识和决定的功能；阿哈姆卡拉（Ahamkara），即私我，是心之僭越，且认为自己与那源头是分离的那个部分；最后是被称为契达（Chitta，心）的潜意识，它是既往体验和记忆的仓库。

大家可以看到，契达这个词有好几个意思。虽然在吠檀多哲学中它特指潜意识，但帕坦伽利在这里使用的是这个词的广义——基底之物，即构成人的思想工具的基础。在任何时刻，契达都可能会显化为这五种形式之一：1）散（Kshipta）：散乱。2）钝（Mudha）：昏暗、迟钝。3）收（Vikshipta）：收拢、集中。4）聚（Ekagrata）：聚焦于一，专注。5）融（Niruddha）：活动的绝对中止。

散的形式表现为活动，通常被体验为苦与乐。心会合理化其欲望，不在乎后果。它想到一根法兰克福熏肠，就必须来一根。如果被警告这根香肠含有许多毒素，它的反应就是给这根熏肠加上更多芥末酱，再把它吃了。在钝的状态，它的倾向是看到并制造痛苦，并且拒绝幸福快乐。在收的状态运作时，心会努力把自己拉向其中心。正常状态下思维射线是散向各个方向的。在收的状态中，存在着有意识的努力以收拢和集中这些思维射线。当心处于聚的状态时，它是聚焦于一的，并最终达至那终极的状态——融，在此一切活动中止，出现三摩地——至上喜乐的体验。

因此契达是心的背景。它像湖一样，在其表面水波升起又退去，就像念头升起又退去。这些念头的波动叫作心的波动。一个心的波动就是一个“心意的旋涡”，或者说心的变化，就是心在动。凡夫的心中每分钟都有成千上万个思想波动升起。心每秒钟都在经历这些细微而又复杂的变化，要在显意识层面追踪这所有的变化是不可能的。因此，一个人得花上多年时间去观察，才能明白自己的心是如何运作的，这也就不奇怪了。

真我见证着一切的感知，但它不行动也不回应，因为所有的行为和反应都发生在心之中，呈现为波动。念（头），是宇宙中最强大的力量。它引发所有的行动。在物质层面开展的行动只是心之内在运作的反映。被当作真实的每个人生活的物质环境，其实只是心的投射。事实是，当心的诸般变化得到约束时，一个人就不会再被这世上的纷纷扰扰所影响，而真我也会透过那无瑕的纯净闪耀出来。

3. तदा द्रष्टुः स्वरूपेऽवस्थानम् ।

Tada drastuh svarupe vasthanam

（当心的波动止息时），感知者安住于其真实本性之中。

当心不再被念头的波动改变时，就进入了那纯粹意识的状态。湖面水波不兴时，湖底就能被清楚地看到。同理，心的波动平息时，一个人的本质就显而易见了。心的扰动停止时，对于冥想者来说这世界就不复存在了，因为他已经和真我合而为一了。

4. वृत्ति सारूप्यमितरत्र ।

Vrtti-sarupyam itaratra

心不专注时，感知者认同于它的变化。

念头的波动升起时，人倾向于立即与之认同。一个波动会引发出更多的波动。如果邻居的游泳池比自己的大两英寸，念头的波动会升起："我必须有一个更大的泳池。"如果这个波动在形成的过程中没有被捕捉到，那么这个念头就会自我重复，并且其他相关的念头也会接踵而至。一个念头才出，下一个就跟上了，每一个念头都会赋予这个整体态度越来越多的力量。假如，出于艳羡，他买下了邻居的游泳池和房子，那么除了打扫两套房子、两个游泳池外，他还要付更多的税。他可能需要雇人帮忙，这又意味着要监督他们干活。如果第二套房子租了出去，可能租户会损毁房屋或游泳池。为了远离所有这些头疼的事，此人可能会去度假。家里的游泳池换成了夏威夷的游泳池，自家的电视机和床换成了下榻酒店的。此人坐在酒店的大堂里，心里想的却是邻居有没有每天遛狗，工作上的事情进展如何，只是不在自己家的客厅而已。

自己家的客厅和酒店大堂真正的区别在哪里呢？没有区别，因为心是念头的奴隶，无论在哪里心里都会想着同样的问题。心的一个波动会引发无数的波动，这些波动都是为了寻找快乐。这其实很愚蠢，因为正是这些念头本身毁掉了他孜孜以求的平静。只有当这些念头都在专注中止息时，与焦虑和欲望的认同才能消除。

5. वृत्तयः पञ्चतय्यः क्लिष्टाक्लिष्टाः ।

Vrttayah pancatayyah klistaklistah

心的波动有五种类型，有些是痛苦的，有些不是。

对学生来说，学习可能是既痛苦又开心的。他一面想学知识，一面又想逃课。内心上演着一出拔河赛。心的专注让内在冲突得以平息，此时那些痛苦的念头就被消除了。冥想的前提是心已经达至收的状态。如果可以一直保持这种状态，那么一个人就可以持续安住在喜悦之中。

6. प्रमाणविपर्ययविकल्पनिद्रा स्मृतयः ।

Pramana-viparyaya-vikalpa-nidra-smrtayah

这五种心的波动分别是正确的知识、错误的理解、言语的错觉、睡眠和记忆。

正确的知识带来的体验不是痛苦的。只有这一类波动是有益的。

7. प्रत्यक्षानुमानाअगमाः प्रमाणानि ।

Pratyaksanumanagamah pramanani

直接认知、推论和有力证言，可以作为正确的知识的证明。

正确的知识，即基于事实的真知，可以通过这三种方式中的任何一种证明，但不同的证明之间不可以相互矛盾。第一个是直接认知，在这里真知通过感官被直接体验到。只有在同时满足以下两个条件时，此法方才作数：一、感官是纯净的，未受迷惑的；二、每次体验不相龃龉。第二种证明方式——推论，是基于推理的。此法对于真理虽不产生实际的体验，但是通过逻辑和过去的体验确实可以达至真理。

第三种来源——有力证言，是指一个品行无可指责之人给出的真知。他亲身有过直接的体验；他的话语和经典没有冲突；他的动机纯净，他给予的真知有益于人类；他的体验必定与智者一致。真相是唯一的。所有正确的知识的证明都将得出同样的结论。

8. विपर्ययो मिथ्याज्ञानमतद्रूप प्रतिष्ठम् ।

Viparyayo mithya-jnanam atad-rupa-pratistham

错误的理解是关于一个事物或想法的错误观念，而真性与此观念并不相符。

第二类思想波动——错误的理解，可能也是基于对外物的认知的，但事物在心中的形象和它实际的样子不相符。这也许是由错误的认知、对认知不正确的分析或者由私我引起的认知变形这三种情况导致的。这就好比沙漠中海市蜃楼的幻象，在日常生活中却非常普遍。我们常常评价人或事，但真实情况却和脑子里的印象风马不接。

9. शब्दज्ञानानुपाती वस्तुशून्यो विकल्पः ।

Sabda-jnananupati-vastu-sunyo vikalpah

言语的错觉源自对没有事实作基础的文字的认同。

言语的错觉是由对文字的反应引起的脑海中的印象，但是这文字却不是基于事实的。比如一个人叫另一个人傻瓜，那仅仅是一个口头表达、空气中的一次振动。但它创造了怎样一个响雷般的内心波动啊！一个简单、不实的词语所造成的大破坏，让身体和情绪体处在一片混乱之中，毁掉了所有的快乐和平静。

一个人不会因为被叫作傻瓜就是傻瓜。假如一个人被叫作驴子，他也不会因此长出长长的耳朵和尾巴来。然而，常见的是，人们对这样的说法愤怒回应，但这个回应过程恰恰证实了这些说法。心赋予了语言微妙的差别和意义，赋予了语言一种虚假的现实。对毫无意义的声波振动做出如此反应，正是人类无尽烦恼的原因所在。

对词语的过度反应，以及急于下结论，是心的弱点。心的波动不仅要在冥想时约束，时时刻刻都应得到约束。一个人特别需要对赞扬保持警惕，因为这也是言语的错觉，而私我永远都在准备着要抓住任何机会，去证明自己比别人好或是与众不同。不会每一个人的感受都和给出赞美的人一样。钟摆不可避免地会荡向另一端，批评的意见迟早要听到。但幸福快乐不应倚靠别人的赞扬，因为在任何情况下，那唯一的真相只是真我，那超越属性、超越变化的真我。

冲突中的人们无法控制自己心的波动，因而为言语所左右。言语激起行为，并总是产生反作用。强大的心不会被这般影响。一个人越弱，越难抵抗言语的错觉。下一次生气或者难过的时候检视一下你自己。反复琢磨一下，留意心的波动。要在冥想中进步。要想强化心，摆脱言语的错觉至关重要。

曾经有一位印度教圣人，被一个不信教的人在门徒面前侮辱，脸上数次被吐口水。这位圣哲，没有一块肌肉抽动，平静的面部表情也没有改变，因为他并不认同于自己的物理鞘。他的心专注在神上。你能想象他的心力吗？悉瓦南达对那个试图杀害他的人叩拜，耶稣宽恕了那些把他钉上十字架的人。不管别人对他们做了什么，他们回应的只是一个念头，那就是纯粹的爱。一个真正的大师不会做出愤怒的反应，因为对他来说，侮辱和赞誉是一样的。

对心的波动的约束并不意味着压抑。压抑如同水坝，围堵了强烈的情绪。由于各种原因，人们遭受着虐待，却用微笑和不动声色来压抑愤怒或痛苦。必须给这些被压抑的波动一个出口。它们必须被引导，并升华为积极的活动：重复曼陀罗、锻炼、歌唱、冥思相反的正向念头。用爱代替愤怒，用喜悦代替悲伤。

10. अभावप्रत्ययालम्बना वृत्तिर्निद्रा।

Abhava-pratyayalambana vrttir nidra

有种心的波动，心中空无内容，叫作睡眠。

在深度睡眠的状态中，心是空白的。这是一种空的体验，此时心中没有任何思绪。有些人甚至在睁着眼睛的时候也可以体验到心的这种空的状态。但是，必不可把这种波动的状态与超意识的状态相混淆，因为后者中，有着对真我的全然专注、觉知和领悟。

11. अनुभूतविषयासंप्रमोषः स्मृतिः।

Anubhuta-visayasampramosah smrtih

记忆是过去体验的保留。

心中的印象没有彻底消失，还可以被召唤到意识中来，就产生了记忆（Smriti）。如果一个人有意识地行动，这个行动就会被记录到心中。如果对行动或事件没有觉知，那就无法保留到心中。记忆可能会由前面的那三种思想波动引发：错误的理解、言语的错觉以及睡眠。过去的印象来自上千年累世的经历，存在于心中，但都处于蛰伏的状态；只有浮现到有意识的觉知层面，才算是记忆。

12. अभ्यासवैराग्याभ्यां तन्निरोधः |

Abhyasa-vairagyabhyam tan-nirodhah

通过练习和无执，便能控制心的波动。

带来痛苦的不同形式的心的波动，可以通过两种方式控制。首先是阿碧亚萨（Abhyasa），即练习或重复。只有形成新的习惯，品格的改变才会发生。第二种方式是无执，也就是去除对外物和他人的情绪性反应。无执并不意味着不应该有爱或者慈悲心，而是不去理会情绪化的波动。心的波动也许会升起，不执就是用不参与的方式去观察，然后再放下。

13. तत्र स्थितौ यत्नोऽभ्यासः |

Tatra sthitau yatno bhyasah

阿碧亚萨就是通过不懈的努力，稳稳地建立起对心的波动的约束。

为了让心从各种各样的念头中解放出来，有必要长时间规律地练习。练习的方法有很多种。在此我们给出的是胜王瑜伽八支，许多其他的修习方法，包括本书中阐释的其他瑜伽类型也可以达到同样的目标——至上喜乐。

14. स तु दीर्घकालनैरन्तर्यसत्कारासेवितो दृढभूमिः |

Sa tu dirgha-kala-nairantarya-satkarasevito drdha-bhumih

经过长期不间断的虔心投入，修行的基础才会稳固。

如果静心练习中断过，或者没能持续许多许多年，那么所取得的成果将只是暂时的，所有的进步都会消解。修习必须是持续的，也必须虔诚以待。没有要真正达成目标的意愿，便不可能成功。

15. दृष्टानुश्रविकविषयवितृष्णस्य वशीकारसंज्ञा वैराग्यम् ।

Drstanusravika-visaya-vitrsnasya vasikara samjna

维拉吉亚（Vairagya），即无执，是一种意识状态，在这种意识状态下，意志被驯服，对可见和不可见之物的渴望得到控制。

无执是一种心境，即无分别地对待世间万物。它不受爱憎的影响。无论何时，只要心尝到某种特定的愉悦感，它就会执着。心会回想起这种体验，并想要重复它。正是这种渴望引起了痛苦。无执的状态，不一定意味着世俗生活的终止；它关乎的是从世俗生活的束缚性情绪中抽离出来。

弃绝对于获得无执有极大的助益。放弃感官对象，心就能迅速地安静下来。但是最好记住，无执和没有不是同义词。一个人可以什么都没有，但却充满欲望。对于一个热爱樱桃冰激凌的人，即便绑着他的手，用胶带封住他的嘴，也止不住他心中的念想。

无执的基础，是从内在领悟到这个外在世界是没有价值的。如此，执着的对象和欲望便自动消退了。但是弃绝并非人们有时以为的那样：远离社会、责任和义务。它意味着用一种中立、无执的方式履行一个人的责任。

16. तत्परं पुरुषख्यातेर्गुणवैतृष्ण्यम् ।

Tat param purusa-khyater gunavaitrsnyam

最高境界的无执源于对原人的觉知，甚至自然的三德都会因此而被弃绝。

真正的无执就是只认同于原人。原人就是真我，在智慧瑜伽里也被称作梵。它是未显化、无特质的。它是那无所不在的至上存在，存在于每个人的灵魂之中。要将它跟原质区分开来——后者是致因物质，是神的显化，表现为这个世界的各个面向。原质有三德，即答磨——惰性或昏沉；罗阇——激情和行动；还有萨埵——纯净。

乌帕蒂定义了个体，而在极度的无执中，与乌帕蒂的认同是不存在的。当我们明白所有真知的源头就是真我时，甚至三德也就被抛却了。一个宣称自己是圣人的人，只是执着于其良善和纯净的特质而已。一个人认为自己是罪人，就是在认同于导致糟糕行动的答磨。在灵性的道路上，答磨逐渐被罗阇取代，也就是说，好的行动代替不行动。然后，通过增强萨埵，即纯净的特质，人会获得进一步的平衡。接着，当人安住于真我之中时，就连纯净本身最终也会被超越，因为原人是不受限的，因而甚至是超越原质的三德的。

17. वितर्कविचारानन्दास्मितारूपानुगमात् संप्रज्ञातः।

Vitarka-vicaranandasmitanugamat samprajnatah

伴随着有想三摩地（带有意识的三摩地）的是推理、分辨、喜乐以及个体觉知。

三摩地，即超意识状态，有两类。第一类，有想三摩地（Samprajnata，义为“有种子的”），在此境界中，是全然的专注及喜乐的体验，但二元性仍然存在，仍然存有冥想者和冥想对象分离的觉知。第二类，无想三摩地（Asamprajnata，义为“没有种子的”）。这是意识的最高状态，其中没有二元性，冥想者完全融入原人。

有想三摩地会带来某种灵力，让人能够全然控制各种元素，因而也就控制了自然。知识就是力量。一个人有了关于某个事物的知识，就获得了驾驭这个事物的能力。例如，一个冥想星辰的人可能会进入对星辰之外的世界浑然不知的境界，但只要心的波动还在，就仍然有二元性存在。在这个专注的状态中，即使没有融合，他也已经获得了关于星辰的知识，也就获得了占星师的神通灵力。要控制任何元素或其变化，人必须专注其上，灵力自会随冥想而出现。

那些被叫作天使或者天神的存在，通过善行和冥想，到达了一个地方，或者说层界，可以在那里享受和使用他们的各种神通。很多人以为这就是最终的目标，其实并非如此。这里仍然存在二元性，有一种个体感。为了让知之主体与知之客体、知之过程融为一体，不论私我有多纯净，只要它存在，就必须被升华。有想三摩地本身不是终点，只是修习道路行进中获得的一种境界。它共有四类：

1. 粗想（Savitarka）：在时空之中冥想元素。

2. 细想（Nirvitarka）：在时空之外冥想元素。

3. 喜乐（Sananda）：伴随着喜乐，冥想心。

4. 我性（Sasmita）：认同于无属性的私我。

当心聚焦于外界粗显的元素或物体之上，并对之进行冥想时，就叫作粗想冥想。Vitarka的意思是问题。Savitarka的意思是带着问题。由于物质之中并无真相，所以所有物质都值得质疑，都有待检验，而推理的能力也会得到应用。这种冥想方式是去细究元素及宇宙，因为它们有可能会将自身的秘密和灵力授予冥想者。

在对物质进行研究时，科学家运用了这种方法。他们专注于一个元素，用实验去探究它的本质。于是他们学会了如何分裂原子，并把它的能量用于或建设性或毁灭性的目的。现代人可以一键就引爆一枚氢弹。

关于某个事物的知识不仅能够让人掌控该事物，也能够让人掌控那些对该事物一无所知的人。一个人出于无知会偏爱某个品牌的牙膏而拒绝另一种牙膏。那些做广告的人知道人类的弱点，他们宣称一个牌子比另一个更性感，就是在利用心的弱点。每个人都在这样操控各种力量。西方的政客们将能量专注于用计击败对方和愚弄民众。他们想出“法律与秩序”以及“和平荣誉”这样的曼陀罗，用他们的能量猛烈轰击民众，为的是控制大众的头脑。甚至一些瑜伽士和瑜伽大师也用如此简单愚蠢的伎俩和手段，例如用虎皮、头巾和胡须来俘获人的想象力，进而俘获这些人的心。如果心可以被哄骗，它就有可能被控制。

获得一个元素的掌控能力并非奇迹，这仅仅是因为了解了它的秘密。实验室里的实验，实质上就是科学的冥想。当科学家发现了某种神秘疾病的致病原因，他就有了治愈它的基础。为了掌握和控制物质界的能量，科学家会试着去探索它的秘密。圣哲直接知晓如何汲取这个能量。通过专注于一个元素，排除所有其他的元素，他获取了直接的知识。这就是粗想冥想。它的目标是得到神通灵力，但却无法走得更远。

粗显的元素从时间及物理空间中抽离出来，就回到其原初状态。这样去冥想粗显的元素，就被称为细想（梵文原义为不带问题）。这是昆达里尼瑜伽中的修习方式。这种类型的三摩地通过冥想更精微的能量、脉轮、观想和象征符号而达成。在冥想脉轮——能量中心，以及它们相应的元素时，不问任何问题。在这个微妙境界里，相关的脉轮中心和元素被直接视觉化。它们并不存在于物质世界中，而是处于时空之外。冥想的对象也因此成了冥想过程本身的一部分。其中没有参问和实验，也没有对能力和意义的找寻，有的只是运用辨识智，以实现对选定形象或声音的专注。对元素的控制以及神通的获得，仅是额外的收获。它们并非目标。

种子曼陀罗调息法（Samanu Pranayama）这项净化气脉的练习，是另一个细想冥想的例子。它是一面进行呼吸练习，一面专注于脉轮及其对应的元素，同时重复该元素原初的声音能量。练习者将元素置于时空之外，直接利用它们的振动能量来净化精微的气脉。在重复种子音RAM的时候，修习者运用的并非实际燃烧的火，而是它的精微能量。

通过控制精微的元素，一个人可以上演凡夫眼中的奇迹，但却不一定会在灵性的道路上取得进步。心虽是专注的，但却放置在不实且有限的对象上，而非真我之上。对元素的冥想，只能带来神通灵力，无法带来解脱。就像电池的电力逐渐衰弱，或是银行存款逐日减少，这些神通灵力也会耗尽。功率越大，电耗得越快。当这些灵力消失时，下一世就必须再次从灵性阶梯的最低层起步。

获取神通灵力，并不会带来解脱，只会带来现世的享受，以及对这享受的需求的强化。最终，它们会带来更强烈的痛苦。一个人即便获得了足够的灵力，成为天堂之王，他也不可能无限期地待在那里。和美丽相似，灵力也不可能永远葆有。

第三类有想三摩地名曰喜乐。元素不论在时空之内还是之外，都被逐步融入心中。作为它自身冥想的对象，心安住于喜乐的状态。此时人可能不想再往前迈进，因为这喜悦是至高无上的。但这只是终极喜乐的一点体验，因为在此仍然存在着对冥想的成果的认同。正是在对这喜乐状态的享受中，存在着二元性。

向古鲁像供奉鲜花，就是将一个粗显的元素供奉给另一个粗显的元素。对两者都是具象的物质实体的觉知是存在的，但这两者都不重要，重要的是心的专注。心固定在外物之上，就是粗想。一个人是敬拜活着的古鲁还是敬拜雕像，并没有区别。相对于心的虔诚状态，两者都是外在的、次要的，而不变的是虔诚的状态。

在内在冥想古鲁——不是在时空之中看到他，而是在自己的内在看到他，这需要更多的专注。如果一个人把古鲁放在心中，在心念中供奉一枝鲜花，这就是细想。身体和外在的对象都没有参与，唯有心带着虔诚在行动，在心念中供奉了一朵鲜花。

在喜乐中，花本身被遗忘了，有的只是对作为神的古鲁的联想。他不再被视作是与冥想者分离的，而之前明显的分离也被认识到是心的一个产物。放下分离的想法后，心的波动得以平息，心意鞘被超越了。冥想者体验到这种至高喜乐的觉知：他所敬拜的神和他自身并无差异。

在名为我性的最后一个阶段，心自身仍然是冥想的对象。在这一阶段，冥想进一步深入，直到只剩下对个体作为其最纯净的形式的觉知，即对无属性的私我的觉知。无属性的我见就是与真我相认同，而有属性的我见是与乌帕蒂或者说虚假的特质相认同。后者会带来这样的表述：“我是一位解脱了的女性”，或者“我是一位律师”。如果真的解脱了，那么剩下的唯有“我是”。在有想三摩地阶段，食物鞘、能量鞘以及心意鞘都已退却。智性鞘，最纯净的私我的状态，占据主导地位。修习者只对自己纯粹的私我和神有意识，仍然体验着二元性的存在。

在这个阶段虽然有可能融入自然，但终极目标尚未达成。人仍会感觉到与真我有别。如果他在这个意识阶段死去，那就尚未与那绝对融合。他成为高度进化的天使，仍然受制于业力和难以觉察的私我。比如悉瓦南达，他会重生为一位圣哲，离神性领悟只有一步之遥。

上述几个阶段就是有想三摩地，即带着种子的三摩地的全部阶段。它们的不同在于专注的程度不同，以及与粗显的私我的分离程度不同。当粗显的私我逐渐退却，脉轮中心以及元素就会在意识中占主导位置。这些元素，由粗显到精微逐步融入心，而心则变为其自身的冥想对象。当私我达到纯净状态时，人对粗身、精身、因果身的体验便不会有觉知。意识以最纯净的形式居于个体之中，但依然是和冥想的对象分离的，正如阳光的折射不同于太阳。

对于求道者来说，这是一个非常困难的时刻。他已经发展到了一个灵性力量唾手可得的阶段。但即使只有一小点私我存在，自然就还会拖着他。此时，他会经历种种考验——神通灵力的获取、超心理体验、障碍和压力等等。别被外在的力量诱骗。不管瑜伽士是否想要这些外在的力量，随着他在修行路上不断进步，它们自然会来。随后，不可避免地，人们就会蜂拥而来，向他寻求指点和建议。这是对私我考验的阶段。不要在履行职责的时候就期待成果。这一阶段只会在累世漫长的进化后才会达到。无想三摩地的状态中没有二元性。继续向这种状态的全然体验努力是必要的。

18. विरामप्रत्ययाभ्यासपूर्वः संस्कारशेषोऽन्यः ।

Virama-pratyayabhyasa-purvah samskara-seso ´nyah

所有心念活动停止，心中只留有未显化的印迹时，就达到了无想三摩地（无种子的状态）。

如果理解了（智慧瑜伽的）七个波密卡（Bhumikas），即领悟真我的七个意识阶段，就可以最大程度上清楚地把握无想三摩地。这七个阶段是：

1. 向往真理（Subhecha）。人认识到自己处于无明的状态，并且真诚地希望获取灵性真知。

2. 正确的参问（Vicharana）。人确信这世界毫无价值，并且真诚地深入寻求真理。

3. 心的消却（Tanumanasa）。心失去对于世间事物的兴趣，强烈地沉浸在灵魂的真知之中。这与粗想后期及细想的状态一致。

4. 心的纯净（Sattwapatti）。心所有的活动变而为与真我的认同。这与喜乐与我性阶段的状态一致。

5. 无执的状态（Asamsakti）。因为对真我的了解，冥想者不再受世间任何事物影响。

6. 知道真理（Padarthabhanava）。业力几乎耗尽，外在事物似乎不复存在。

7. 解脱的状态（Turiya）。瑜伽士看到神无处不在。他不再行动，身体和各个层鞘都已完全燃尽，这个状态也因此而时间短暂。

无想三摩地始于意识的第五阶段，特征就是没有心的波动。心的波动活跃时，它们显化为心中的印迹（Samskara）。它们也能以被动的状态存在。有想三摩地与上面的第三、第四阶段的意识状态相对应。当一个人在有想三摩地状态下冥想时，心的波动静了下来，但尚未消失。它潜藏在潜意识深处，最终以欲望的形式浮出表面。它们就像罐子里的种子。尽管暂时休眠，却仍保有发芽的潜力。

正因如此，处于第四阶段的人无法获得解脱。他无论已经达到多高的境界，都还有摔下来的风险。不论一个人爬得有多高，总有失足的可能性在等着他。第四阶段就像一座灵性之山的巅峰，人不可能永远停留在峰顶。只有超越自然和有意识的专注，达到无想三摩地，才可免于坠落的风险。

达到超意识状态需要巨大的力量和控制。如果准备不足，便很容易被昏睡压倒。人可能会误以为达到了三摩地，就像有时候一点背痛被误当成是昆达里尼的觉醒一样。一个正在沉睡的人和一个正在体验超意识的人看起来似乎在同一个状态，因为能量在最低水平和最高水平时看起来很相似。当电扇高速旋转时，扇叶看起来像是完全没有在动。

极端总是非常相似。黑暗不能被看见，极度的亮光也不能。在极度的昏睡中，没有行动或欲望。一个睡眠中的人既不想吃饭，也不想挣钱，也不想去参加派对，完全没有欲望。一个处于无想三摩地的人同样如此，尽管这种状态是觉知的高峰。他既不想要感官的也不想要性的体验。唯一不同的是，深睡眠中，罐子里仍然有种子，第二天早上就会萌发出欲望之芽。

当心处于空的状态，思想波动和印迹都完全消逝了，就是无种子的无想三摩地了。什么种子都没有了，也就不再显化为欲望或倾向了。

倾向具有创造的力量。是什么让一个人成为男人而让另一个人成为女人呢？是一个人自己的心中印迹。灵魂非男非女。当心开始运作，想表现为女人时，它就会为相关的倾向创造一具适合的身体。只要心中印迹和倾向依然存在，就会继续转世。私我自身的倾向必须被打破，因为这也是幻象。摩耶将属性投射到个体之上，于是个体就认为自己是高的、胖的、男的、女的、有才的、愚笨的。当所有这些想法，无论好坏，都被超越了，就唯有灵魂留存了。

那绝对是超越知识的。无想三摩地是与那绝对相融合的境界。客体经验是为知识。一个人看到了克里希那，那也是客体的知识。然而，如果一个人知道他自己就是克里希那，那就超越知识了。那时候就再没有种子了，也就再没有什么可以影响到他了。

19. भवप्रत्ययो विदेहप्रकृतिलयानाम् |

Bhava-prayayo videha-prakrtilayanam

（那些前世已经臻达）无身之境或者与原质融合之境（的人），一生下来（可能就进入无想三摩地了）。

三摩地的最高境界并非一世成就的。需要多次转世，做出无数次必要的微调来达成对神性的领悟。很多最终达至无想三摩地的人，在他们的前世已经完成了大部分的工作。他们的转世回归，只是为了达成终极目标。天人（Deva）是不再以物质形式存在的高级性灵。有些人甚至已经达到了天人的层面，或者，他们对自然的元素的冥想已经达到完美的境界，从而进阶到了与原质融合的境界。不论是哪种情况，唯一还需要做的就是与那真我的融合。

20. श्रद्धावीर्यस्मृतिसमाधिप्रज्ञापूर्वक इतरेषाम् ।

Sraddha-virya-smrti-samadhi-prajnapurvaka itaresam

而对其他人来说，无想三摩地是通过信念、能量、记忆和敏锐的觉知来获得的。

对其他人来说，最高的境界是通过毕生的诚心修习，以及往世的努力获得的。信念是坚定地相信真理存在，并且终将获得真理。有了这种基本的正面态度，就不可能失败。能量，或者说愿力，就是一路上支撑一个人的动力。它让人失败后能迅速恢复，让人在困难的时候保持勇气。回忆是浮出表面的往世的灵性印迹，可以加固求道者前往终极目标的道路。敏锐的觉知是聚焦地运用心，是融入那至上所必需的智性的高强度投入。

21. तीव्रसंवेगानामासन्नः ।

Tivra-samveganam asannah

解脱的欲望越热切，解脱来得就越快。

从这个世界的束缚中解脱的欲望越强烈，目标就会越早达成。

22. मृदुमध्याधिमात्रत्वात् ततोऽपि विशेषः।

Mrdu-madhyadhimatratvat tato pi visesah

获得解脱的欲望有弱、中、强之分。

获得解脱的欲望的强度，会反映到为达到目标所做的努力上，以及为领悟神性的所有努力的成果上。

23. ईश्वरप्रणिधानाद्वा।

Isvara-pranidhanad va

虔信自在天（即神）的人（，会快速取得成功）。

原人（梵或真我）是神最纯净的绝对形式的抽象示现，自在天则是世人眼中的神，具有诸如爱、善良、仁慈、全知等属性。由于人类的智性有限，很难聚焦在抽象概念上，所以大多数人会专注于神的显化形式——自在天。西方传统通常称之为上帝，或者耶和华。在印度传统中，可以通过多种途径与之相关联，例如世界的维持者毗湿奴、象征正义的罗摩大帝以及神圣之母杜尔迦等。这些天神并非不同的神，他们都是自在天，那唯一的神。他是如此全能，以至于可以根据不同的人的不同需要，显化为不同的形式，以帮助每个个体聚焦于那至高无上的真理。

因此，置身于神性意识之中的人，无论他们把神想象成什么样，都会最早达至三摩地。因为他们具有虔诚、投入以及向神臣服的意愿。

24. क्लेशकर्मविपाकाशयैरपरामृष्टः पुरुषविशेष ईश्वरः।

Klesa-karma-vipakasayair aparamrstah purusa-visesa

Isvarah

自在天是那神圣意识的独特中心，它不受痛苦、业力、欲望的影响。

自在天是那永恒的真我，或者说具象的原人。他被看作是一个存在，但他完全不受痛苦的无明、因果和欲望的影响。对他来说，现象世界的二元对立，诸如苦与乐，并不存在。

25. तत्र निरतिशयं सर्वज्ञबीजम् |

Tatra niratisayam Sarvajna-bijam

在他之内，是全知的种子。

神，或者说自在天，不只是无所不知，而且是知识本身。与他融合，便能获得至上知识。这不限于智性层面的知识，还包括通过智慧和直觉之眼获得的整个宇宙的知识。

26. पूर्वेषाम् अपि गुरुः कालेनानवच्छेदात् |

Sa purvesam api guruh kalenana-vacchedat

他不受时间限制，是最远的远古以来所有老师的老师。

老师的终极是真我，即原人。所有古代的圣哲，如耶稣和佛陀，都领悟了真我。尽管他们可能都有过世间的老师，但他们博大的真知的源头却不在这个层界。他们活在超意识的境界，可以直接触及那真相，那绝对的真知。

27. तस्य वाचकः प्रणवः |

Tasya vacakah pranavah

他显化在OM之中。

OM（AUM），印度教徒的神圣之音，是人类所知的最古老的音节之一。五千年前，或许更早，远古的苏美尔人祭司和通灵者就知道了OM的存在，并把它当作秘密音节来使用。

当印度雅利安族人从苏美尔向东迁移到印度北部时，他们带来了宝贵而神圣的音节OM。在已知最古老的印度经典中，OM便有着显著的位置。几乎所有的曼陀罗和唱诵都以OM开头和结尾。OM也被单独用作曼陀罗，并被认为是最强大的曼陀罗。

至今仍然在印度流传的无数故事都讲道，一个人如果可以用正确的振动和恰当的专注发出OM这个音，他就能获得所有的悉地（Siddhi，神通灵力）；也就有了力量去成就各类神迹，诸如疗愈他人、造雨、踏水而行等。

在OM的神奇力量这个问题上，一些印度当代的权威也有理性的解释。例如，成为瑜伽士之前曾经是一名执业医生的悉瓦南达就解释说，因持续唱诵OM而在鼻腔内产生的振动，像按摩一般直接刺激了脑下垂体和松果体的活动。由于这些器官对于人的生理和心理功能都非常重要，这在一定程度上可以解释OM背后的奥秘。

要想描述OM的绝对含义是不可能的，据说只有开悟的人才能完全明白其奥义。它的振动等同于与神性的合一。它的含义就是那至上真相本身。它等同于萨其达南达，即那绝对的真-智-喜。

所有的振动——意味着所有的语言，都在OM之内。言词与思想，名与相，无法分离。因为语言就是透过声带显化的念头。每一个念头都有着某种与之相对应的言辞，也有着与之相对应的重量、力量、形式和能量。OM自身包含了所有的语言、所有的思想。它是那原初的振动，那神圣的力量。

28. तज्जपस्तदर्थभावनम् ।

Tajjapas tad-artha-bhavanam

不断重复OM并冥想它的意义（将带来三摩地）。

专注于抽象事物比专注于具象之神难得多。然而，由于重复OM产生的心的波动与那至上的波动是相对应的，所以它是一条直接通向三摩地的道路。

悉瓦南达总是强调OM的力量和荣耀。《神圣福佑》（*Bliss Divine*）一书收录了他最精辟的一些灵修随笔。他写道："活在OM之中。冥想OM。呼吸OM。在OM中安住。在OM中寻求庇护。"

29. ततः प्रत्यक्चेतनाधिगमोऽप्यन्तरायाभावश्च ।

Tatah pratyak-cetanadhigamo py antaraya-bhavas ca

从（重复OM）中获得的，是启发性的内省和一切障碍的去除。

通过冥想OM这最高的曼陀罗，领悟真我成为可能。这是因为OM的振动移除了道路上的障碍，带来对存在于每个个体之内的真我的领悟。

30. व्याधिस्त्यानसंशयप्रमादालस्याविरतिभ्रान्तिदर्शनालब्धभूमिकत्वानवस्थितत्वानि चित्तविक्षेपास्तेऽन्तरायाः ।

Vyadhi-styana-samsaya-pramadalasya-virati-bhranti-darsanalabdhabhumi-katvanavasthitatvani citta-viksepas tentarayah

领悟真我的障碍有疾病、愚钝、怀疑、缺乏兴趣、懒惰、渴求感官享受、妄念、无法练习和无法保持专注，以及分心导致的浮躁。

如果身体不健康，就无法获得宇宙意识。体位法和调息法的练习能防止疾病，并有助于保持警觉。源于冥想练习的灵性体验，可以消除怀疑及其他各种心理障碍。特别是在似乎毫无进展之时，更要顽强地坚持练习。跟其他任何学习一样，瑜伽从来都不是一条笔直的上升之路，它有起有伏，也会有停滞。记住这一点，不要气馁，要认识到所有的求道者都面临同样的障碍。把它们当作成长的挑战，从而让自己变得强大。通过规律的练习，心最终会自行恢复到该有的状态。

31. दुःखदौर्मनस्याङ्गमेजयत्वश्वासप्रश्वासा विक्षेपसहभुवः ।

Duhkha-daurmanasyangamejayatva-svasa-prasvasa viksepa-sahabhuvah

精神痛苦、抑郁、身体紧张、呼吸不规律，是分心的症状。

这些是内在存在的状态的外显。它们是上文提到的冥想的阻碍所带来的结果。对于成千上万从未实践过瑜伽和冥想这类灵性训练的人，这些也是生活的一部分。但是通过重复OM、臣服于神以及规律的练习，这些问题都可以得到全面疗愈。即使是在一个人最初的热情消退之时，坚持每日的灵性修习也会强化意志，塑造积极的灵性习惯，即印迹。时机成熟时，每一个考验都会被跨越，而冥想也会释放出全新的活力。

32. तत्प्रतिषेधार्थमेकतत्त्वाभ्यासः ।

Tat-pratisedhartham eka-tattvabhyasah

为了去除这些障碍，一个人应该就真理的一个面向去冥想。

求道者应该在多种冥想形式中选择一种，将心专注在一个特定的对象或者完美的化身上。如果冥想的对象不断变换，就永远无法培养心的稳定。不仅要在每一次打坐冥想时专注于一，而且要年复一年地专注于一。还要收摄心意，提升专注于一的能力。这是唯一的方法。

33. मैत्रीकरुणामुदितोपेक्षणां सुखदुःखपुण्यापुण्यविषयाणां भावनातश्चित्तप्रसादनम् ।

Maitri-karuna-muditopeksanam sukha-duhkha-punyapunya-visayanam bhavanatas citta-prasadanam

通过培养友爱、仁慈、知足，以及对悲喜、善恶的不执，心会变得清透。

要驯服心，就要发展出对所有人的善意和博爱。任何类型的负面感受以及对于好坏善恶的二元性认同，都会破坏心的平静。

34. प्रच्छर्दनविधारणाभ्यां वा प्राणस्य ।

Pracchardana-vidharanabhyam va pranasya

这也可由呼气以及屏息来达成。

这里提到的是作为净化法之一种的调息法。对呼吸的调节带来对心的波动的控制，因为呼吸的控制是直接与心的控制相关联的。调息法的练习有许多种，每一种都对自主神经系统和心灵有特定的影响。

35. विषयवती वा प्रवृत्तिरुत्पन्ना मनसः स्थितिनिबन्धिनी ।

Visayavati va pravrttir utpanna manasah sthiti-nibandhani

当更高层面的感知开始运作时，心的稳定就很容易建立。

专注在更高的感知对象上能让心平复，比如专注于内在之声（Anahata）。

36. विशोका वा ज्योतिष्मती ।

Visoka va jyotismati

或者（通过专注于）那超越悲伤的（内在之）光。

帕坦伽利在此给出了一系列可以用于控制心的波动的方法。冥想的对象可以是光——或在心头或在眉间。

37. वीतरागविषयं वा चित्तम् ।

Vita-raga-visayam va cittam

或者通过将心安放在一个已经超越了人类情感和执着的个体之上。

另一个被高度认可的冥想对象是已经获得解脱的圣人或圣哲。一个能够使人受启发的灵魂，诸如悉瓦南达、佛陀、耶稣，他的形象可以供奉在神台上或者其他冥想之所。修习者可以通过眼睛或者心实现对他的专注。

38. स्वप्ननिद्राज्ञानालम्बनं वा ।

Svapna-nidra-jnanalambanam va

或者（通过冥想）梦中或深睡眠中获得的知识。

很多时候，真理是由睡眠中的超意识揭示的。通常，这类信息会被遗忘，只能为潜意识所用。但如果有意识地去冥想深思这类知识，就能在灵修之路上获得长足的进步。

39. यथाभिमतध्यानाद्वा |

Yathabhimata-dhyanad va

或者冥想令人愉快的事物。

帕坦伽利只给出了众多冥想技巧中的几种。修习者应该选择一种适合自身脾性的方法，并持之以恒直到获得解脱。

40. परमाणु परममहत्त्वान्तोऽस्य वशीकारः |

Paramanu-parama-mahattvanto sya vasikarah

（这样的瑜伽士，）从最小的原子而至无限皆为他所掌控。

即是说，一位瑜伽士臻至完美时，就不再有局限了。他是一切形式的宇宙的主人。

41. क्षीणवृत्तेरभिजातस्येव मणेर्ग्रहीतृग्रहणग्राह्येषु तत्स्थतदञ्जनता समापत्तिः |

Ksina-vrtter abhijatasyeva maner grahitr-grahana-grahyesu tatstha-tadanjanata samapattih

对已经通过冥想控制了心的波动的人，知之主体、知之客体、知之过程三者是融合的，就像水晶呈现出背景的颜色一般。

心的波动被控制时，主体、客体以及主客的关联会完全融合。水晶自身没有颜色，但当它被放置在一个有颜色的背景之前时，就会呈现并折射出背景的颜色。纯净的心，会丢弃自身的形式，呈现出冥想对象的形式，无论这对象是什么。

42. तत्र शब्दार्थज्ञानविकल्पैः संकीर्णा सवितर्का समापत्तिः।

Tatra sabdartha-jnana-vikalpaih samkima sayitarka

粗想三摩地的状态中，心在这几者之间交替变换：基于言语的知识、真知、基于感官认知或基于推理的知识。

粗想三摩地也叫推理三摩地。这是三摩地的最低层次，它意味着完美的专注，但是冥想者专注的是自然元素，并且运用了他的智力。各个层面知识的纯净程度将在后文说明。

43. स्मृतिपरिशुद्धौ स्वरूपशून्येवार्थमात्रनिर्भासा निर्वितर्का।

Smrti-parisuddhau svarupa-sunyevartha-matra-nirbhasa nirvitarka

细想三摩地的状态中，记忆被净化了，心不再有主观性，会折射出真知。

细想三摩地超越了推理。它是对诸如脉轮或者象征符号之类的抽象事物的冥想。知识来源的混合停止了。在粗想三摩地中，推理的元素和较低层面的知识之间，还存在着一定的混淆。在细想三摩地中，推理的元素或者说智性论证的元素消退了。这两种情况下，都会有喜乐的体验，但仍有对于客体、主体的全然觉知。

44. एतयैव सविचारा निर्विचारा च सूक्ष्मविषया व्याख्याता।

Etayaiva savicara nirvicara ca suksmavisaya vyakhyata

（前两节经文），介绍了带参问的三摩地、不带参问的三摩地，以及更为精微的三摩地。

帕坦伽利在此明确区分了有想三摩地的类型。它们可能涉及也可能不涉及参问，即反思的过程。它们也可能涉及冥想一个或多个精微对象的不同层面。

45. सूक्ष्मविषयत्वं चालिङ्गपर्यवसानम् |

Suksma-visayatvam calinga-paryavasanam

涉及精微对象的三摩地境界，可以扩展至未显化的状态。

这是说，冥想对象的精微程度是无限的，可达于未显化的状态。然而，冥想者与冥想对象的分离仍然存在，二元性仍然存在。

46. ता एव सबीजः समाधिः |

Ta eva sabijah samadhih

所有这些组成了有种冥想。

通过冥想外物达至的所有三摩地形式皆称萨吡佳（Sabija），义为“有种子的”冥想。不论精微程度，这种冥想仍未脱离原质的范畴，其中仍然存在主客体关系。

47. निर्विचारवैशारद्येऽध्यात्मप्रसादः |

Nirvicara-vaisaradye dhyatma-prasadah

在无参问的三摩地中实现最大程度的纯净时，光明就到来了。

只有当冥想者达至不涉及参问过程的三摩地境界，并且净化了他自身，证悟才会到来。在达到终极目标前经过的三摩地境界，是裨益匪浅且喜乐无穷的，许多超异能力在这些境界中显现。但是求道者必须认识到，即使这些“有益”的体验也是障碍。因为要与那真我融合，纵然是最“有益”的体验，也必须被超越。

48. ऋतम्भरा तत्र प्रज्ञा |

Rtambhara tatra prajna

在这个状态中获得的知识就是那绝对的真理。

所有的二元性，所有的相对性都消逝了。直觉的认知取代了所有其他形式的知识。

49. श्रुतानुमानप्रज्ञाभ्यामन्यविषया विशेषार्थत्वात् |

Srutanumana-prajnabhyam anya-visaya visesarthatvat

从推理和证词获得的知识不能等同于从更高的意识状态中获得的知识，因为前者局限于一个特定的对象。

这里提到了第7节经文中关于正确知识的定义。即使是通过智力思考或者某个伟大圣哲的话语获得的知识，也存在局限性。这种知识低于直接体验本身。在这里，直接体验是指关于原人的无限的直觉知识。

50. तज्जः संस्कारोऽन्यसंस्कारप्रतिबन्धी |

Taj-jah samskaro nya-samskara-pratibandhi

（那知识）的结果就是其印迹替代了所有其他的印迹。

对神的直接知识抹掉了所有其他形式的知识，正因如此，过去的印迹都会消退。

51. तस्यापि निरोधे सर्वनिरोधान्निर्बीजः समाधिः ।

Tasyapi nirodhe sarva-nirodhan nirbijah samadhih

当这种知识也被抹去，就进入了无种三摩地的状态。

这是萨达那（Sadhana，灵性修习）的进化之巅。当业力最后的种子都被燃尽，甚至连对神的直接认知这样的心的波动也止息了，三摩地就是没有种子的了。这是无想三摩地的最后阶段。冥想者以累世之修行完善自我，至此不再需要物质的形相，不久后就会进入摩诃三摩地（Mahasamadhi）。在那里，他与神融为一体。

瑜伽经：修习篇

冥想与曼陀罗

MEDITATION AND MANTRAS

规划人生。设计灵性功课。有规律有系统地坚持。全力以赴。一分钟的宝贵时间也不浪费。生命短暂。时光飞逝。“明天”永远不会来到。机不可失，时不再来。下定决心：“就在这一生，这一刻，成为一名瑜伽士。”严格地、不间断地做瑜伽灵性修习。假如你真的非常诚心地练习，心中充满无执，热切地渴望解脱，那你将在六年内达成圆满的目标。毫无疑问。

——悉瓦南达《如何稳妥地过好一生和领悟神性》[①]

帕坦伽利是《瑜伽经》的作者，而据《雅亚瓦克亚圣传书》（*Yajnavalkya Smriti*），哈朗亚格巴（Hiranyagarbha，义为金胎）才是最早的瑜伽老师。他是宇宙之心，或称宇宙智慧，也称梵。他是所有精微体的总和，创造中最高的存在。那至上的存在通过他投射出物质的宇宙。作为一位证悟的圣哲，帕坦伽利发展出了最高级别的直觉能力，他直接接收到了瑜伽的真知，并记录下来，造福全人类。

《瑜伽经》第一章解释了心的功能和三摩地的各个层次。接下来的几章则侧重于带来超意识状态的具体练习。帕坦伽利

---

① *Sure Ways for Success in Life and God-Realisation*——校者

论及瑜伽的各个阶段，从最基础的层面，到只有证悟的圣人和贤哲才可以理解的层面。最后两章特别谈到了获得三摩地后才会有的种种体验。阅读时不要忘记，只有向着领悟真我的目标，经过累世的努力才能实现目标。并且，正如在第一章结尾时所强调的，在冥想中获得的超异能力和喜乐体验，不过是修行道路上的垫脚石而已。而从与神性融合这一终极目标的角度来看，这些甚至是干扰。

瑜伽灵性修习（萨达那）

帕坦伽利在第二章详尽地解释了瑜伽的修习——萨达那。它论及奎里亚瑜伽（Kriya Yoga），即通过自律、学习和自我臣服达成净化的瑜伽修习体系。它列举了五种主要的苦恼，或者说导致人类痛苦的五大原因，以及消除它们的方法。最后，它论述了胜王瑜伽的前五支，也就是冥想的根基——禁制、劝制、体位、调息和制感。

1. तपःस्वाध्यायेश्वरप्रणिधानानि क्रियायोगः।

Tapah-svadhyayesvara-pranidhanani kriya-yogah

苦行、研习经典以及向神臣服，这些组成了奎里亚瑜伽。

苦行不是虐待身体也不是过分严苛。它是指严格地控制感官，为更高的追求保存能量。从这个意义上说，苦行意味着间或禁食，早起冥想而不是赖床，以及减少某些物质上的享受以更好地控制心。研读经典和其他灵性著作，可以持续地将心导向期望的方向。向神臣服，意味着不执于行动的结果。这就导向了行动瑜伽（Karma Yoga），即无私服务之道。修习行动瑜伽时，我们把自己看作神的工具，不计较毁誉地服务于人。

2. समाधिभावनार्थः क्लेशतनूकरणार्थश्च ।

Samadhi-bhavanarthah klesa-tanukaranarthas ca

它缓解痛苦并带来三摩地。

通过以上提到的奎里亚瑜伽的三种练习，可以消除烦恼的来源，并最终达至超意识状态。

3. अविद्यास्मितारागद्वेषाभिनिवेशाः क्लेशाः ।

Avidyasmita-raga-dvesabhinivesah klesah

无明、我见、好恶、怕死，皆是烦扰，使人痛苦。

无明（Avidya），是缺乏对真实的觉知，意味着认同于短暂的俗世，而不是认同于那不朽的阿特曼，即真我。我见是“我性”和“属我性”的结合，这引出了一个人不同于另一个人的幻象，从而导致冲突。当一个人被喜爱或厌恶的感觉所左右，他就是在与物质世界认同，不可避免地陷入因失去和失望而产生的痛苦中。害怕死亡，或者说贪恋生命，让人受到束缚、感到压抑。很多“死”而复生的人都提到了濒死体验——一种无法描述的美好与平静。没人知道死亡何时到来。对死亡恐惧是无用的幻念，是浪费能量，创造出只存在于心中的痛苦波动。

4. अविद्या क्षेत्रमुत्तरेषां प्रसुप्ततनुविच्छिन्नोदाराणाम् ।

Avidya ksetram uttaresam prasupta-tanu-vicchinno

（上述烦扰皆）因无明而起，不管这些烦扰是潜在的、轻微的、被抑制的还是被加剧的。

随着我见、好恶、怕死而来的痛苦都根植于无明，不论它们显现的程度如何。对于真我本质的无明就是对身心的认同，是其他障碍的根源。当无明被开悟替代时，其他所有痛苦的致因都会自动消失。

5. अनित्याशुचिदुःखानात्मसु नित्यशुचिसुखात्मख्यातिरविद्या।

Anityasuci-duhkhanatmasunitya-suci-sukhatmakhyatir avidya

因为无明，人误以无常为常，以不纯为纯，以不乐为乐，以非我为我。

处于无明状态时，人把尘俗误当作那至上。他无法区分那带来痛苦的，即身心，和那带来永恒的，即真我。

6. दृग्दर्शनशक्त्योरेकात्मतेवास्मिता।

Drg-darsana-saktyor ekatmatevasmita

我见就是将目击者与目击的工具相认同。

在这里，目击的工具不仅指眼睛，还包括所有感官。个人无法区分真我与感官和头脑时，我见就显现了。他视自己为与他人分离的存在，用竞争而非合作的意识对他人做出反应。

7. सुखानुशयी रागः।

Sukhanusayi ragah

喜好就是总想着快乐。

大多数人认为，喜好与快乐都是正面的。但是当与这物质世界里的事物发生关联之时，就会不可避免地带来痛苦。在这个物质世界中没什么是永恒的；因此对失去的持续恐惧及失去本身，让那些寻找快感的人处于不快乐的状态。因此瑜伽士学着去培养一种对世俗快乐的淡漠。他永远也不会失望或不开心。讽刺的是，当他不再寻找世俗快乐时，他永远是快乐的。

8. दुःखानुशयी द्वेषः ।

Duhkhanusayi dvesah

厌恶就是总回避痛苦。

正如喜爱会带来痛苦，厌恶也会。厌恶的心态是负面的，常常把中性的情形弄得似乎是需要避免的一样。要避开所有让人反感的状况是不可能的。只要有好恶，一个人就不可能快乐。他总是处在二元对立的幻象中，而不能自得于一切情形，执行神为其成长制定的计划。

9. स्वरसवाही विदुषोऽपि तथारूढोऽभिनिवेशः ।

Svarasavahi viduso pi tatha rudho bhinivesah

怕死就是想一直活下去，这样的欲望甚至也扎根于智者的心中。

害怕死亡是怕失去自己的身份，不愿放下私我。甚至当其他一切都弃绝了，对生命的执着仍然存在。只有进入无想三摩地最后阶段的圣哲，才会只想与神融合，不再执于其他任何事情。他只是在粗身中再逗留几天而已。

10. ते प्रतिप्रसवहेयाः सूक्ष्माः |

Te pratiprasava-heyah suksmah

通过把（带来痛苦的烦恼）融回至其致因之中，可以避免它们的精微形式。

当这些烦扰令修习者略有分心时，以相反的念头取而代之，这些烦扰就可以融回到其致因之中。例如，如果利己的念头冒出来，可以转而专注于博爱的念头，以此来应对。如果心中出现迷恋或厌恶（外在对象）的情绪，那么就可以用知足或者接纳来代替。

11. ध्यानहेयास्तद्वृत्तयः |

Dhyana-heyas tad-vrttayah

通过冥想，可以避免它们的活跃形式。

如果烦扰明显，且对心造成巨大的干扰的话，可以通过规律的冥想来缓解。

12. क्लेशमूलः कर्माशयो दृष्टादृष्टजन्मवेदनीयः |

Klesa-mulah karmasayo drstadrsta-janma-vedaniyah

业力根植于带来痛苦的烦扰之中，这与其今生消解还是来世消解无关。

业力法则表明，每一个行动都会带来一个对等且反向的反应。对别人做的任何事情，都会以这样或那样的形式返回到行动者这里来。大多数人还在不断地制造新的业力情境。这是因为无明以及随之而来的烦扰。今生也好，来世也罢，在最终的解脱之前，所有的业债都必须得到消解。

13. सति मूले तद्विपाको जात्यायुर्भोगाः।

Sati mule tad-vipako jaty-ayur-bhogah

只要根还在，业力就必须被满足，其结果就是带来各种各样的社会处境、寿命和经历。

种瓜得瓜，种豆得豆。各色生命体验都源于每个人因其自身的言、行、思而获得的业力情境。

14. ते ह्लादपरितापफलाः पुण्यापुण्यहेतुत्वात्।

Te hlada-paritapa-phalah punyapunya-hetutvat

原因是，美德与邪恶，相应的结果就是乐与苦。

理解了这一点，瑜伽士会努力地行好为好，并且平静地接受自己所经受的厄运，这样他所有的业力种子都会被燃尽，并且不再会播下新的种子。

15. परिणामतापसंस्कारदुःखैर्गुणवृत्तिविरोधाच्च दुःखमेव सर्वं विवेकिनः।

Parinama-tapa-samskara-duhkhair guna-vrtti-virodhac caduhkham eva sarvam vivekinah

在有辨识智的人看来，每个行动都会带来痛苦，其原因是对失去的设想、新的欲望，或者心与三德之间的交互引起的冲突。

智者知道在这物质世界中找不到幸福，因为痛苦最终会从一切行动中生出。在缺乏辨识智时，伴随着快乐的是失去它的恐惧感；而变化是自然的法则，所以失去是不可避免的。如果心没有在关心失去的话，它就常常变出新的想法，如果这些新想法未被实现，就无快乐可言。真的实现时，失去的恐惧又立刻随之而来。不专注的心永远不会停歇，因为它永远被自然界的三德——纯净、行动和怠惰所困。心安只会在超越这现象世界的地方才能被找到。

16. हेयं दुःखमनागतम् |

Heyam duhkam anagatam

还未显化的痛苦应该避免。

通过我们自己的行动，业力已经被消解，正在被消解，或者等待被消解。已经形成的业力无法改变，但是可以通过正面思考来避免它带来的痛苦。通过谨慎处理当下的行动，则可避免未来的痛苦。

17. द्रष्टृदृश्ययोः संयोगो हेयहेतुः |

Drastr-drsyayoh samyogo heya-hetuh

未来业力的致因是体验者认同于体验的对象。

一个人与这幻象世界相认同时，私我会占据主导地位，他行动时会不带智慧，从而给自己制造新的业力。

18. प्रकाशक्रियास्थितिशीलं भूतेन्द्रियात्मकं भोगापवर्गार्थं दृश्यम् |

Prakasa-kriya-sthiti-silam bhutendriyat-makam bhoga pavargartham drsyam

宇宙由萨埵、罗阇和答磨组成，它仅仅是为了（人的）体验和解脱而存在。通过元素及感官知觉之间的互动，我们得以体验到宇宙。

前面已解释过，原人是绝对的、没有属性的。然而，人类看不见神性，只看得到原质，或者说自然及其三德。它们是萨埵——纯净、罗阇——活动，和答磨——迟钝。人通过感官认知自然及其元素并诠释它们。生生世世，人都在原质的范畴中获得体验，直到最终认知到，这些属性其实仅仅只是自己对真相的诠释；而在真相中，他和万物是合一的。生命的目的就是去经历这物质世界，运用所遇情况清理业力。通过持续地净化和平衡心，萨埵、罗阇和答磨将被带至平衡状态，人将回归那本源，而那本源是超越这显化的世界的。

19. विशेषाविशेषलिङ्गमात्रालिङ्गानि गुणपर्वाणि |

Visesavisesa-lingamatralingani guna-parvani

三德的状态包括粗显的、精微的、显化的和未显化的。

在自然中，三德无处不在，不论是在这世界的元素之中，还是在心识与精神的更为精微的物质之中。

20. द्रष्टा दृशिमात्रः शुद्धोऽपि प्रत्ययानुपश्यः |

Drasta drsimatrah suddho pi pratyaya-nupasyah

目击者只是纯粹的意识，可尽管纯粹，它却好像要通过心才能看见。

目击者就是真我，或者说原人，是无染、纯净且没有特质的。但是透过个体意识的智力折射出来，它便被萨埵、罗阇和答磨蒙上了色彩。它被遮盖了，显得似乎有着某些特性，但实际上，它是那绝对的意识本身。

21. तदर्थ एव दृश्यस्यात्मा |

Tad-artha eva drsyasyatma

目击的对象之所以存在，正是为了目击者。

目击的对象——原质，为目击者而存在，从属于目击者，或者说真我。它唯一的目标就是为人类的成长和真我领悟提供体验。

22. कृतार्थं प्रति नष्टमप्यनष्टं तदन्यसाधारणत्वात् ।

Krtartham prati nastam apy anastam tad-anya-sadharanatvat

尽管对于已经达成目标的人来说，它（原质）不再存在，但它继续为其他人存在，因为它是所有人共有的。

对那些已经获得解脱的人来说，原质存在的目的已经实现，它也就不再存在了。但对于那些仍未领悟真我的人，自然，这现象世界，仍然是一个共同的体验。

23. स्वस्वामिशक्त्योः स्वरूपोपलब्धिहेतुः संयोगः ।

Sva-svami-saktyoh svarupopalabdhi-hetuh samyogah

原人与原质结合的目的，就是前者获得对其真实本性的觉知，并且认识到潜藏于其内在和原质之中的力量。

在此，帕坦伽利回答了那最根本的问题：究竟为什么灵魂必须经过尘俗存在中的这些考验？在这里，原人指的是那虽具有普适性，却又以个体形式显化的灵魂。灵魂转世是为了体验原质、学到要学的功课、领会并实现其天赋的力量。

24. तस्य हेतुरविद्या ।

Tasya hetur avidya

（这一结合的）原因，就是无明。

从本质上来说，灵魂是永恒的、无所不知的、自由的。但由于无明，它忘记了自己的神性，渴求感官对象。于是它必须进入原质，投胎于世间，从而再次认识到：物质世界中的一切都是短暂的，且伴随着痛苦。取决于个人想要解脱的欲望，人终会学到这堂要学的课，之后，灵魂便会回归其本源。

25. तदभावात् संयोगाभावो हानं तद्दृशेः कैवल्यम् ।

Tad-abhavat samyogabhavo hanam tad drseh kaivalyam

伴随无明的去除而来的，是原质和原人结合的消失，目击者因而得以解脱。

无明是原人或灵魂将自身与原质关联的原因。当无明被光明代替，个体灵魂就不再需要存在于物质世界中了，就从尘俗生活的考验中解脱了。

26. विवेकख्यातिरविप्लवा हानोपायः ।

Viveka-khyatir aviplava hanopayah

摧毁无明的方法就是不断地辨识。

维维卡（Viveka）这个词的意思是基于分辨的认知，对于真我和非我之间区别的觉知，以及对于实相的觉知。所以消除无明的方法就是持续且坚定地觉知到：个体就是梵本身。每一次俗世念头进入心中时，都调节心念转向神圣的念头，只有经过多年这样的训练，这一觉知才能达成。这是冥想及其他形式的灵性修习的目的所在。

27. तस्य सप्तधा प्रान्तभूमिः प्रज्ञा ।

Tasya saptadha pranta-bhumih prajna

证悟分七个步骤达成。

帕坦伽利开始解释胜王瑜伽的八支。在修习者达成三摩地之前有七个步骤。

28. योगाङ्गानुष्ठानादशुद्धिक्षये ज्ञानदीप्तिरा विवेकख्यातेः ।

Yoganganusthanad asuddhi-ksaye jnana-diptir aa viveka-khyateh

通过练习瑜伽的各个步骤，不纯被摧毁，灵性光明闪耀，并发展为对实相的觉知。

对瑜伽理论的讨论已经完成，现在帕坦伽利指出，以下实践环节必不可少。

29. यमनियमासनप्राणायामप्रत्याहारधारणाध्यानसमाधयोऽष्टावङ्गानि ।

Yama-niyama-asana-pranayama-pratyahara-dharana-dhyana-samadhayo stav angani

八支包括禁制（Yama）、劝制（Niyama）、体位（Asana）、调息（Pranayama）、制感（Pratyahara）、专注（Dharana）、冥想（Dhyana）及三摩地（Samadhi）。

胜王瑜伽有时被叫作阿斯汤加瑜伽（Ashtanga Yoga），或者八支瑜伽。如上八个步骤也可以理解为持戒、精进、体式、呼吸调节、心从感官对象上摄回、专注、冥想和超意识状态。

30. अहिंसासत्यास्तेयब्रह्मचर्यापरिग्रहा यमाः ।

Ahimsa-satyasteya-brahmacarya-aparigraha yamah

禁制由不伤害、真实、不偷盗、节欲和不贪婪组成。

禁制，或者说节制，组成了所有灵性修习最基本的部分，是在每一个宗教中都常见的训诫。这些自我约束的形式会净化个体，消除个人对他人及环境所有的负面影响。

不论是在言、行、思哪个方面，对他人的暴力都必须避免。不伤害不仅意味着避免造成肉体伤害。精神伤害的破坏性可能大得多。一个人成就了圆满的不伤害时，就连野生动物也会安然地去靠近他。

真实的作用就是要通过信任实现和谐。比起说出一个会导致痛苦的真相，或者源自错误动机的真相，保持沉默更好。一个真实的人具有力量，因为他会说到做到，言而有信。

婆罗姆恰雅（Brahmacharya，节欲），是对性的节制，对于灵性道路上的快速进展是必要的。性能量得到控制时，一个人灵性生活的99%都得到了控制。这非常困难，因为性能量是身体中仅次于呼吸的最强大的冲动。谦卑一点，祈求力量，规律练习，如此将可平抚性的心意波动。灵性力量会随节欲而来。十个月的控制将带来巨大的能量，而纯净的心可以发展出极大的意志力。

不取财是明智的，因为财产通常都有附带条件，而且容易使拥有者产生依赖性。一个有财产的人是其所有物的囚犯，他必须耗费时间和精力去照顾它们。一个什么也不拥有，什么也不渴求的人是绝对自由的。财物满足了身体，鼓励人与之认同，并且容易让心混沌。

31. जातिदेशकालसमयानवच्छिन्नाःसार्वभौमामहाव्रतम् |

Jati-desa-kala-samayanavacchinnah sarvabhauma maha-vratam

这些（节制）超越社会结构、地域、时间和情境，它们构成了伟大的（普适）誓言。

这些节制是普适的，不论身处何种情形，都应时刻修习。修习所引发的任何麻烦或痛苦，都应作为业之果来接受。

32. शौचसंतोषतपःस्वाध्यायेश्वरप्रणिधानानिनियमाः |

Sauca-samtosa-tapah-svadhyayesvara-pranidhanani niyamah

劝制包含了洁净、知足、苦行、研习，以及自我臣服。

劝制就是遵行，去培养正面的特质，它涵盖了净化、止寂心、自律、参问真我的本性，以及使个人意愿（即私我）服从于那至上的意愿。

除了洁净以外，一个人还应培养对身体淡泊的态度。洁净意味着内在的和外在的净化。以素食主义和天然食材为基础的恰当饮食，瑜伽士独特的净化技巧，还有瑜伽练习，这些使身体内在保持纯净，免受困扰。洁净同样涉及心。只有净化掉所有糟粕，心才可能成为一面洁净的、折射出真我的镜子。

大笑源自刺激，但微笑却源自内在的平和。如果心满足于自身，就不会再需要别的东西来获得满足。知足之心，和对内在真我的觉知是成正比的。心不应被外物影响。也许可以拥有外物，但应带着超脱的态度。别让外物占据了心。

苦行意味着削减感官那无法被满足的需求。喝水，别喝咖啡；练习沉默，别交谈；吃清淡的食物来控制贪婪，早起对治贪睡。当心了解到，它对于享乐的需求无法通过感官被满足时，它就会停止无用的游荡而转向内在。控制感官，为心电感应和超感视觉这样的神通扫清了道路。

学习灵性著作和研读经典有助于保证我们走在正确的道路上。然而仅靠书籍的话，我们走不了多远，还可能会导致智力上的优越感。向神的意愿臣服是必要的，因为最终万物都仰仗其恩典。

33. वितर्कबाधनेप्रतिपक्षभावनम् |

Vitarka-badhane-pratipaksa-bhavanam

当负面或有害的念头乱心时，可以通过持续地沉思与之相反的念头来战胜它们。

瑜伽士永远是警觉的，一直在观察心。当他看到无用的心意波动升起时，就会立即用正面的念头代替它们，由此创造新的有利于灵性成长的思维习惯。

34. वितर्काहिंसादयःकृतकारितानुमोदितालोभक्रोधमोहपूर्वका मृदुमध्याधिमात्रादुःखाज्ञानानन्तफलाइतिप्रतिपक्षभावनम् |

Vitarka himsadayah krta-karitanumodita lobha-krodha-moha-purvaka mrdu-madhyadhimatra dukhajnanananta-phala iti pratipaksa-bhavanam

负面念头和情绪，比如暴力，不论是由贪婪、愤怒或是妄念引起的、助长的或是实施的，不论程度轻微、中等或是巨大，都会导致无尽的痛苦和无明。因此沉思相反的念头是有必要的。

任何与禁制和劝制的基本信条相反的念头、情绪和行为，都会进一步带来痛苦和无明的业力。不论实际实施还是只存在于意念中，也不论是否加诸他人，都是如此。不管缘由为何，不管涉入程度如何，都会产生业力。因此，一旦觉察到负面念头在心中产生，就要用正面和高尚的念头来替代。

35. अहिंसाप्रतिष्ठायांतत्सन्निधौवैरत्यागः |

Ahimsa-pratisthayam tat-samnidhau vaira-tyagah

当非暴力根深蒂固，在这位瑜伽士面前，敌意自会消失。

一个牢固扎根于非暴力的人，会将这信念散发给他人。他是如此强大，他所在的地方，甚至连暴力的念头都不能存在。

36. सत्यप्रतिष्ठायांक्रियाफलाश्रयत्वम् |

Satya-pratisthayam kriya-phalasrayatvam

当真实根深蒂固，这位瑜伽士将获得无为而为的结果。

当一个人修习真实到了最高层次，他所说的话就会显化，因为他的话折射出阿特曼的真相。

37. अस्तेयप्रतिष्ठायां सर्वरत्नोपस्थानम् |

Asteya-pratisthayam sarva-ratnopasthanam

当不偷盗根深蒂固，一切财富都会涌向这位瑜伽士。

瑜伽士越是远离外物，外物越是来寻他。这一自然法则的意义有二：一是这样他的弃绝可以得到考验和证实；二是作为慧者，他可以恰当地分配财富以造福于人类。

38. ब्रह्मचर्यप्रतिष्ठायां वीर्यलाभः।

Brahmacarya-pratisthayam virya-labhah

当节欲根深蒂固，这位瑜伽士就获得了生机活力。

性能量得到升华并被蓄存时，会转化为奥伽斯（Ojas，灵性能量）。这奥伽斯是如此闪耀的能量，它会提升所有与梵行士（Brahmachari，实践婆罗姆恰雅的人）有接触的人。

39. अपरिग्रहस्थैर्ये जन्मकथंतासंबोधः।

Aparigraha-sthairye janma-kathamta-sambodhah

当不贪婪根深蒂固，就可以获得对此生目标的领悟。

瑜伽士不再欲求拥有时，他就让自己免于物质世界的束缚。这给了他一个视角，去看自己这一世以及往世来到世间的目的。他会获得对于业力法则的领悟，并且明白在获得证悟之前自己仍需学习什么功课。

40. शौचात् स्वाङ्गजुगुप्सा परैरसंसर्गः।

Saucat svanga-jugupsa parair asamsargah

通过净化，一个人会变得厌恶自己的身体，而且不情愿接触别人的身体。

洁净是内在的，也是外在的。思想的净化有助于心转向神性。通过净化，一个人会很清楚地看到，美貌只是表面的，真正的美只存在于灵性之中。当身体被保持得洁净无瑕时，就更容易看出它只是一个工具，执行着迈向神性领悟的工作。

41. सत्त्वशुद्धिसौमनस्यैकाग्र्येन्द्रियजयात्मदर्शनयोग्यत्वानि च।

Sattvasuddhi-saumanasyaikagryendriya-jayatma-darsana-yogyatvani ca

伴随净化而来的还有心的清明、欢快、专注于一、感官控制，以及领悟真我的能力。

以上所有都源于内在和外在的洁净，那是纯净和光明的特性，即萨埵的主要特性。

42. संतोषादनुत्तमसुखलाभः |

Samtosad anuttamah sukha-labhah

至上之乐源于知足。

人总在外物中寻找快乐。但只有心满足于被赋予的，而不再寻找，人才能获得快乐。心安静而且知足时，快乐自然来临。

43. कायेन्द्रियसिद्धिरशुद्धिक्षयात् तपसः |

Kayendriya-siddhir asuddhi-ksayat tapasah

通过苦行摧毁不纯净，可以给身体和感官带来力量。

修习苦行和自律时，巨大的意志力会得以发展，肉体和感官的能力会扩展到超越正常的范畴。

44. स्वाध्यायादिष्टदेवतासंप्रयोगः |

Svadhyayad ista-devata-samprayogah

那些带来真我知识的学习，会带来与择神的合一。

密集的自我参问和学习，会带来一个人与其择神的融合。一个人如何想象神，就将如何遇见神。此节经文也是在指出曼陀罗的运用。不间断地重复神之名将获得神的恩典。

45. समाधिसिद्धिरीश्वरप्रणिधानात् ।

Samadhi-siddhir Isvara-pranidhanat

臣服于神，随之而来的是三摩地的达成。

一个人唯有交出个人意愿、个人私我、个人生命，臣服于神，才能达到超意识的状态。

46. स्थिरसुखमासनम् ।

Sthira-sukham asanam

体式应该是稳定而舒适的。

全面解释禁制和劝制后，帕坦伽利现在又接着解释胜王瑜伽的下一支：阿萨纳（Asana），即体式。这是从属于胜王瑜伽的一个完整的分支，叫作哈达瑜伽。它直接作用于身体中更精微的能量流——普拉那及昆达里尼。哈达瑜伽体式，总是以一定的顺序练习的，会按摩到内分泌腺体，疏通身心系统中的能量阻塞。哈达瑜伽体式是通过身体达到冥想的状态，而不是通过静坐和观察心。哈达瑜伽和冥想结合起来修习是最好的，因为在通往三摩地的路上，体位法是一个重要的辅助，但不是修习的目的。

经典中说体式应该是稳定而舒适的。不论是简单的盘腿冥想姿势，还是哈达瑜伽练习系列中的一部分，重要的是练习者不去过度用力。他应该能够在姿势中放松，同时又能在一定时间里完美安静地保持这个姿势。坐立不安以及失去专注，只是在浪费能量。就像冥想一样，心和身必须保持专注于一。

47. प्रयत्नशैथिल्यानन्त्यसमापत्तिभ्याम् ।

Prayatha-saithilyananta-samapattibhyam

释放了紧张，并冥想那无限，如此便可精通体位法。

练习体式时不要紧张，要稳固而放松。接下来，心聚焦于那无限，一个人的局限就容易被打破，他也就精通了体位法。

48. ततो द्वन्द्वानभिघातः ।

Tato dvandvanabhighatah

从那（精通体位法）以后，他就不再受二元对立侵袭了。

精通体位法之后，瑜伽士不再被二元性的游戏所影响。他的意志和专注发展到如此的程度，以至于冷热、苦乐、好坏，以及其他所有世俗的影响，都无法触及他。

49. तस्मिन् सति श्वासप्रश्वासयोर्गतिविच्छेदः प्राणायामः ।

Tasmin sati svasa-prasvasayor gati-vicchedah pranayamah

下一步是调息法，即控制呼吸。

胜王瑜伽第四支是调息法，包括使身体变热和冷却、提升能量水平及放松的具体呼吸练习。

生命能量普拉那，可从食物和水中获得，但其首要的来源是呼吸的空气。对呼吸的控制直接与对心的控制关联。调息法的能量巨大，应该在老师的指导下练习。昆达里尼的觉醒是领悟真我的方法之一。它取决于对呼吸的控制，也就是对普拉那的控制。

50. बाह्याभ्यन्तरस्तम्भवृत्तिर्देशकालसंख्याभिः परिदृष्टो दीर्घसूक्ष्मः ।

Bahyabhyantara-stambha-vrttir desakata-samkhyabhih

paridrsto dirghasuksmah

调息法包括吸气、呼气和屏息；它用位置、时长和次数来调节呼吸，使之（逐渐）延长并变得精细。

这里列出了调息法的所有变化，而每一种都会带来不同的结果。随着练习，每一次呼吸和屏息得以延长，变得更加安静，瑜伽士发展出更强的控制力和专注力。

51. बाह्याभ्यन्तरविषयाक्षेपी चतुर्थः।

Bahyabhyantara-visayaksepi caturthah

（调息法的）第四类超越了吸气和呼气的范畴。

超越吸气、呼气和屏息的是第四类调息法，它其实是对精微的普拉那的引导，而不是对呼吸本身的引导。修成这个调息法后，外在的呼吸流动就停止了。瑜伽士以特定的方式驱动普拉那，以唤醒昆达里尼的巨大灵性能量。

52. ततः क्षीयते प्रकाशावरणम्।

Tatah ksiyate prakasavaranam

那就揭开了对光的遮盖。

第四类调息法，激活了昆达里尼，并且带来了光明。它让心澄明，这样内在之光就可以闪耀出来。

53. धारणासु च योग्यता मनसः।

Dharanasu ca yogyata manasah

并使心适合于练习专注。

调息法是身与心的训练之间的衔接。虽然（调息法）的活动在身体层面，而效果却是让心变得平静、澄明和稳定。

54. स्वविषयासंप्रयोगे चित्तस्य स्वरूपानुकार इवेन्द्रियाणां प्रत्याहारः |

Sva-visayasamprayoge citta-svarupanukara ivendriyanam pratyaharah

将感官从其对象上摄回，这就带来了感官对心的模仿[①]，此为制感。

在冥想中，心从外界刺激中摄回，以此获得平静。在第五支——制感中，感官也在做同样的事情。无论什么对象在搅扰感官，都会被排除在外。眼睛不看刺激的电影。不给耳朵机会听那些令人不快的音乐。不给舌头机会品尝有害的食物。如此这般，感官从那些导致无用的念头波动的对象上摄回，心中便不太可能呈现有害的念头形式。自律中较难的方面，大部分是可以用这种方法来处理的，心也会更容易安静下来。

55. ततः परमा वश्यतेन्द्रियाणाम् |

Tatah parama vasyatendriyanam

对感官最高的控制由此而来。

感官将人与物质层面连接起来。当决定了要超越这世界的纷乱时，最难的就是掌握感官。通过制感的提升，证悟的最大障碍被清除了。

① 心识从感官上抽离，感官也会从其对象上抽离，这就是所说的模仿。——校者

力量的神性显化

《瑜伽经》第三章阐明了最后三支：专注、冥想和三摩地。冥想的这三个最高阶段一起修习被叫作专念（Samyama，萨密雅玛），后文有详细介绍。帕坦伽利还描述了许多通过长时间冥想修习而获得的悉地。

1. देशबन्धश्चित्तस्यधारणा ।

Desa-bandhas cittasya dharana

专注就是将心固定在一个对象上。

专注的对象，可以是外在的，也可以是一个内在的神经丛，还可以是一个曼陀罗。如果在练习初始，将心保持在一个有限的焦点区域有困难，那就让它在一个划定的更广阔的范围内移动。在这个范围之内，所有事物都和这个专注对象有关。之后，当控制力更强了，就可以将聚焦的范围缩小。当心被限定于一点时，就实现了专注。

2. तत्र प्रत्ययैकतानता ध्यानम् ।

Tatra pratyayaikatanata dhyanam

心和对象之间持续的感知流就是冥想。

冥想中，心不受干扰，只稳定地安放在专注对象之上。没有别的念头进入心中。

3. तदेवार्थमात्रनिर्भासं स्वरूपशून्यमिव समाधिः ।

Tad evarthamatra-nirbhasam svarupa-sunyam iva samadhih

主体和客体的意识消失，只有含义还在，就叫三摩地。

心融入冥想对象的本质，即为三摩地。此时，唯有纯粹的意识存在。

4. त्रयमेकत्र संयमः ।

Trayam ekatra samyamah

这三支一起（练习），就是专念。

针对一个对象的专注、冥想和三摩地不间断地相续流动，称为专念。这一流动是无法强迫发生的。任何这样的尝试都意味着唤起一些心意波动去控制另一些心意波动。这就是自拆台脚了，因为原本是要止寂所有的心意波动的。修习专念的能力由经年的修习和净化而来。

5. तज्जयात्प्रज्ञालोकः ।

Taj-jayat prajnalokah

掌握了（专念），直接的知识之光就会随之而来。

一旦掌握了专念，修习者就可获得更高的意识。所有直觉的知识唾手可得。

6. तस्य भूमिषु विनियोगः ।

Tasya bhumisu viniyogah

（专念）的应用（应该是）分阶段的。

尽管一个人必须修为极高才有能力达成专念，但此处仍然给出了警示：进步应该是渐进的。专念非常强大，它的应用要求巨大的智慧。

7. त्रयमन्तरङ्गं पूर्वेभ्यः ।

Trayam antarangam purvebhya

这三支比前面的五支更为内在。

专注、冥想和三摩地是内在的，它们是心的修习。这是相对于胜王瑜伽作用于身体层面的前五支而言的。

8. तदपि बहिरङ्गं निर्बीजस्य ।

Tad api bahir-angam nirbijasya

但（相较）于“无种子”的境界，即使是这些修习也仍然是外在的。

第一章最后一节中提到了无种三摩地的境界。在其中，除了与主的融合，绝对无他。因此，据说相对于那终极境界，专念也是一种外化。

9. व्युत्थाननिरोधसंस्कारयोरभिभवप्रादुर्भावौ निरोधक्षणचित्तान्वयो निरोधपरिणामः ।

Vyutthana-nirodha-samskarayor abhihava-pradurbhavau nirodha-ksanacittanvayo nirodha-parinamah

通过持续地以受控的念头代替纷扰的念头，心得到转化，从而达成对其自身的掌控。

到达超意识状态靠的就是练习。假如无用的念头在出现的那一刻就被消除掉，它们就会逐渐被根除。

10. तस्य प्रशान्तवाहिता संस्कारात् |

Tasya prasanta-vahita samskarat

通过重复，心流不再被干扰。

通过创造新习惯，可以掌握对心的控制。当约束的印迹被强化得足够多时，心会变得安宁。

11. सर्वार्थतैकाग्रतयोः क्षयोदयौ चित्तस्य समाधिपरिणामः |

Sarvarthataikagratayoh ksayodayau cittasya Samadhi-parinamah

（带来进入）三摩地的（能力的）转化，是通过对分心之物的排除以及专注于一的发生而逐渐出现的。

如第9节所描述的，心的控制和三摩地的进入都是逐渐的转化。之所以要强调这一点，是因为进入了更高的意识层面，责任也会随之而来。

12. ततः पुनः शान्तोदितौ तुल्यप्रत्ययौ चित्तस्यैकाग्रतापरिणामः |

Tatah punah santoditau tulya-pratyayau cittasyaikagrata-parinamah

当两个不同时刻起落的念头的内容完全一样时，心的专注于一就发生了。

念头时刻起落，称为波动。在正常情况下，几分钟里就能出现成千上万个不同的波动。一个波动落下后，另一个又升起，连续不断地一个接一个，因为心一次只能容纳一个念头。当落下的波动和在升起的波动都承载着同一个念头时，专注于一就发生了。

13. एतेन भूतेन्द्रियेषु धर्मलक्षणावस्थापरिणामा व्याख्याताः।

Etena bhutendriyesu dharma-laksana-vastha-parinama vyakhyatah

通过（在前面的经文中讲到过的）这一点，各大元素及感官的形式、时间和情况就都得到了诠释。

前面的经文已经论述了如何逐渐获得对心的控制。把握了心，它与各大元素以及感官之间的关系就会发生变化。这些改变将在以下经文中说明。

14. शान्तोदिताव्यपदेश्यधर्मानुपातीधर्मी।

Santoditavyapadesya-dharmanupati dharma

在过去、现在和未来的所有变化背后，存在着一种始终保持不变的基底。

不论是在物质世界还是在能量世界，万物都具有一种底层的本质。尽管它们可能会经历变化，就像水会变为冰或者蒸汽，但是它们仍然会保持自身基本的实相。

15. क्रमान्यत्वं परिणामान्यत्वे हेतुः।

Kramanyatvam parinamanyatve hetuh

各种转化的原因是那些不同的自然法则。

不论改变是在事件的正常发展过程中出现的，还是由于瑜伽士的意愿而发生的，它仍然是基于自然法则的。科学才刚开始发现和使用那许多超越粗显身体感知的能量。而这些能量，已经被瑜伽士利用了数千年了。

16. परिणामत्रयसंयमादतीतानागतज्ञानम् |

Parinama-traya-samyamad atitanagata-jnanam

针对三类改变（形式、时间和情况）来实践专念，可以得到关于过去和未来的知识。

从这一节开始，《瑜伽经》第三章余下的经文就要讨论各种悉地了。悉地这个词经常用来表示能量、神通，但实际上它指的是高阶瑜伽士的成就。极为重要的一点是，学生要明白瑜伽神通本身不是，也不应该被认为是追求的目标。它们是在努力迈向领悟神性的过程中出现的副产品。那些仅仅把神通作为追求目标的人会受制于私我，也会因为净化的缺位而最终遭受痛苦。刚入门的学生常常对于瑜伽神通颇为着迷，但最终他们会明白，神通会引人堕落，这些必然的成就无非是对诚心的瑜伽士的干扰和诱惑。

从另一方面来说，学生最好清楚地知道，这些悉地确实存在，唯有修为极高的灵性之人才能展示出来。然而，如此接近神性领悟的人肯定知道，向那些无谓的好奇之人展示悉地，是在浪费灵性能量和滥用神通。正如第15节中讲到的，这些能力的存在是由于自然法则的作用，虽然科学才刚开始研究它们。过去，科学主要研究物质层面的法则。瑜伽悉地直接作用于自然中更精微、更有力量的层面。西方现在刚刚开始起步，不过近年来，一些东欧国家已经做了大量的工作。

这节经文解释道，对于过去和未来的知识是通过针对形式（物理属性）、时间（变化的特性）或情况（事物在某一特定时间点暂时的存在状态）修习专念获取的。有时候这节经文被诠释为，一个人可以获得的并非关于过去和未来的知识，而是关于过去和未来的本质的知识。换句话说，万物都必须变化，这种知识是根本的成就，因为它会带来接纳和满足。

17. शब्दार्थप्रत्ययानामितरेतराध्यासात् संकरस्तत्प्रविभागसंयमात् सर्वभूतरुतज्ञानम् ।

Sabdartha-pratyayanam itaretaradhyasat samkaras tat-pravibhaga-samyamat sarva-bhuta-ruta-jnanam

声音、含义，以及相关的概念，常常在心中混淆在一起；但是如果针对声音及其含义和概念修习专念，则所有生灵发出的声音都能被听懂。

这一点，最容易通过曼陀罗的使用来理解。在使用曼陀罗的过程中，持续不断地冥想神之名，会带来对其特质的领悟，甚至对其临在的体验。这节经文适用于任何语言中的任何字词，甚至包括动物发出的声音。

18. संस्कारसाक्षात्करणात् पूर्वजातिज्ञानम् ।

Samskara-saksatkaranat purva-jatijnanam

通过感知印迹，可以得到前世的知识。

针对印迹，或者说心中的惯性印象，练习专念，往世的知识就会显现。这是因为今生必须理顺的业力，取决于从以往诸世带来、尚未得到处理的印象。

19. प्रत्ययस्य परचित्तज्ञानम् ।

Pratyayasya para-citta-jnanam

对他人的心（实践专念），就能知道其中的思想画面。

20. न च तत् सालम्बनं तस्याविषयीभूतत्वात् ।

Na ca tat salambanam tasyavisayi-bhutatvat

但是不能知道其他那些不是专念主题的心理因素。

21. कायरूपसंयमात् तद्ग्राह्यशक्तिस्तम्भे चक्षुःप्रकाशासंप्रयोगेऽन्तर्धानम् ।

Kaya-rupa-samyamat tad-grahya-sakti-stambhe caksuh-prakasamprayoge ´ntardhanam

对自己的身体实践专念，将暂时中断别人看到该身体的能力；（从身体）反射出的光不会进入别人的眼睛，因此有了隐身术的神通。

22. एतेन शब्दाद्यन्तर्धानमुक्तम् ।

Etena sabdady antardhanam uktam

由此也可以解释声音及其他物理现象的消失。

23. सोपक्रमं निरुपक्रमं च कर्म तत्संयमादपरान्तज्ञानमरिष्टेभ्यो वा ।

Sopakramam nirupakramam ca karma tat-samymad aparanta-jnanam aristebhyo va

业力可以是蛰伏的或者是活跃的；通过对这两种类型的业力实践专念，并观察征兆，瑜伽士可以知道死亡的时间。

24. मैत्र्यादिषु बलानि ।

Maitry-adisu balani

对友好（仁慈、爱等）等实践专念，就可以获得它们的力量。

25. बलेषु हस्तिबलादीनि ।

Balesu hasti-baladini

通过对（各种动物）的力量（实践专念），可以得到大象（或任何其他物种）的力量。

26. प्रवृत्त्यालोकन्यासात् सूक्ष्मव्यवहितविप्रकृष्टज्ञानम् ।

Pravrtty-aloka-nyasat suksma-vyavahita-viprakrsta-jnanam

对光（实践专念），随之而来的是对于精微、隐藏、遥远的事物的直觉知识。

27. भुवनज्ञानं सूर्ये संयमात् ।

bhuvana-jnanam surye samyamat

对太阳（实践专念），随之而来的是对世界的知识。

28. चन्द्रे ताराव्यूहज्ञानम् ।

Candre tara-vyuha-jnanam

对月亮（实践专念），随之而来的是对星辰的知识。

29. ध्रुवे तद्गतिज्ञानम् ।

Dhruve tad-gati-jnanam

对北极星（实践专念），随之而来的是对星辰运行的知识。

30. नाभिचक्रे कायव्यूहज्ञानम् ।

Nabhi-cakre kaya-vyuha-jnanam

对肚脐（实践专念），随之而来的是对身体结构的知识。

31. कण्ठकूपे क्षुत्पिपासानिवृत्तिः ।

Kantha-kupe ksut-pipasa-nivrttih

对喉咙的中空（实践专念），随之而来的是饥渴念头的中止。

32. कूर्मनाड्यां स्थैर्यम् ।

Kurma-nadyam sthairyam

对控制普拉那的神经中枢（实践专念），随之而来的是稳定。

33. मूर्धज्योतिषि सिद्धदर्शनम् ।

Murdha-jyotisi siddha-darsanam

对顶轮之光（实践专念），随之而来的是感知到那些已达完美之境的存在的能力。

34. प्रातिभाद्वा सर्वम् ।

Pratibhad va sarvam

通过直觉，所有的知识都能获得。

35. हृदये चित्तसंवित् ।

Hrdaye citta-samvit

对内心（实践专念），随之而来的是对契达本质的理解。

36. सत्त्वपुरुषयोरत्यन्तासंकीर्णयोः प्रत्ययाविशेषो भोगः परार्थत्वात् स्वार्थसंयमा त्पुरुषज्ञानम् ।

Sattva-purusayor atyantasamkirnayoh pratyayaviseso bhogah pararthat svartha-samyamat purusa-jnanam

享受，是对原人和萨埵之间的区别缺乏辨识智的结果。对原人的知识来自对真我本身而不是对个体实践专念。

原人（真我）是绝对的神性，它超越属性。萨埵是纯净，但仍然是自然的一种属性。从萨埵可以得来喜悦和光，但是正如前面提到的，必须超越这些属性，才可升华到与真我的最终融合。这里区分了那绝对的纯净和自然的纯净，并且进一步解释了对原人的知识是通过对真我的重要性的完美冥想获得的，而不是通过对个体的重要性的冥想获得的。

37. ततः प्रातिभश्रावणवेदनादर्शास्वादवार्ता जायन्ते ।

Tatah pratibha-sravana-vedanadarsasvada-varta jayante

直觉性的听觉、念头、视觉、味觉和嗅觉，由此而来。

放弃什么，什么就会自动来到弃绝者的面前。通过对真我的重要性，而非个体的重要性实践专念，所有直觉的知识都可获得。

38. ते समाधावुपसर्गा व्युत्थाने सिद्धयः ।

Te samadhav upasarga vyutthane siddhayah

尽管这些直觉的能力被世俗之心认为是神通，但其实它们却是达至三摩地状态的障碍。

在此帕坦伽利讲得非常清楚，以上描述的所有悉地都只是让人远离超意识状态的诱惑和干扰。它们只对那些沉湎于俗世和我见、渴求神力的人有吸引力。

39. बन्धकारणशैथिल्या त्प्रचारसंवेदनाच्च चित्तस्य परशरीरावेशः ।

Bandha-karana-saithilyat pracara-samvedanac ca cittas yapra-sariravesah

当导致束缚的原因被消除时，心就可以通过对身体通道的了解，进入另一个人的身体。

当修为极高的瑜伽士放弃了对生命的执着，并且已经发展出了对于粗身的直觉知识时，他就会获得运用另一个人的身体来帮助和教导人们的能力。这和被低等的灵异体占据是不同的。真我是所有人都有的。已经达至圆满的瑜伽士完全是通过真我行动的，因此他仅仅是在引导神圣的能量。

40. उदानजयाज्जलपङ्ककण्टकादिष्वसङ्ग उत्क्रान्तिश्च ।

Udana-jayaj jala-panka-kantakadisv asanga utkranitis ca

掌握了上行气，随之而来的是在空中飘浮的能力，以及不会被水、泥潭以及荆棘等触及的能力。

上行气（Udana）是普拉那的一种，它和地心引力相关。瑜伽士与真我融合之前，在其世间生命的最后阶段可以得到这种神通。不要将它与纵跳混淆，后者是在某种强大的调息法练习中跳离地面约一英尺的能力。一些灵性团体会向初学者教授这种技巧，然而这对身体和精神都有危险。这种做法并不推荐，因为它会使普拉那在体内移动太快。对于那些还没有经过多年体位法修习和简单调息法修习的人，这可能会导致问题。

41. समानजयाज्ज्वलनम् ।

Samana-jayaj jvalanam

掌握了平行气，随之而来的是烈火。

平行气（Samana）是另一种普拉那，它和消化相关。通过控制平行气，身体会散发出光芒。

42. श्रोत्राकाशयोः संबन्धसंयमाद्दिव्यं श्रोत्रम् ।

Srotrakasayoh sambandha-samyamad divyam srotram

对阿卡夏和耳朵之间的关系实践专念，随之而来的是超感听觉。

阿卡夏（Akasha）就是空元素，或者说声音能量穿行的媒介。

43. कायाकाशयोः संबन्धसंयमाल्लघुतूलसमापत्तेश्चाकाशगमनम् ।

kayakasayoh sambandha-samyamat laghu-tula-samapattes cakasa-gamanam

对阿卡夏和身体的关系以及轻物的浮力实践专念，随之而来的是在空间穿行的能力。

44. बहिरकल्पिता वृत्तिर्महाविदेहा ततः प्रकाशावरणक्षयः ।

Bahir akalpita vrttir maha-videha; tatah prakasavarana-ksayah

对超越了自我和智力的心意波动（实践专念），随之而来的是停留在粗身之外的能力。因此，所有光明的遮盖都被去除了。

人的心并不被其粗身限制，尽管人通常认为如此。但其实是私我和智性将人束缚于此。通过对那些超越世俗想象的念头修习专念，瑜伽士将与宇宙之心（Universal Mind）联结，而他自己的心也不再被时间、空间或者因果所束缚。所有的无明都消失了。

45. स्थूलस्वरूपसूक्ष्मान्वयार्थवत्त्वसंयमाद भूतजयः |

Sthula-svarupa-suksmanvayarthavattva-samymad bhuta-jayah

通过对各大元素在粗显、恒常、精微、普遍以及功能性的状态实践专念，它们可以为瑜伽士所控制。

46. ततोऽणिमादिप्रादुर्भावः कायसंपत्त द्धर्मानभिघातश्च |

Tato 'Nimadi-pradurbhavah kaya-sampat tarddharma anabhighatas ca

随着那（控制各大元素的能力）而来的是八种悉地，例如使身体变得小如原子，以及使身体变得完美和无敌。

帕坦伽利在此所说的是摩诃悉地（Maha Siddhi），或称伟大神通。在非常远古的时期，瑜伽士就已经知晓了这些神通，它们分别是：1）身体变得微小；2）身体变得巨大；3）身体变得无重；4）身体变得极重；5）获得任何知识或达成任何欲求；6）进入他人的身体；7）不可阻遏的意志；8）神圣力量。

47. रूपलावण्यबलवज्रसंहननत्वानि कायसंपत् |

Rupa-lavanya-bala-vajra-saṃhananatvani kaya-sampat

身体的完美包括身材好、皮肤好、力量（足）、（肌肉）绝对紧实。

48. ग्रहणस्वरूपास्मितान्वयार्थवत्त्वसंयमादिन्द्रियजयः ।

Grahana-svarupasmitanvayarthavattva-samyamad indriya-jayah

通过对感官的感知力、真实本性、与自我的关系、普遍性及其功能实践专念，就会获得对感官的掌控。

49. ततो मनोजवित्वं विकरणभावः प्रधानजयश्च ।

Tato manojavitvam vikarana-bhavah pradhana-jayas ca

不用感官也能即刻获取知识的能力，以及对原质的完全掌握，随之而来。

50. सत्त्वपुरुषान्यताख्यातिमात्रस्य सर्वभावाधिष्ठातृत्वं सर्वज्ञातृत्वं च ।

Sattva-purusanyata-khyati-matrasya sarva-bhava adhis-thatrtvam sarvajnatrvam ca

只有通过领悟萨埵和原人之间的不同，才能获得全能全知。

在圣哲最后一世的最终阶段，他直接体验到纯净的属性和绝对原人之间的不同。在此，瑜伽士脱离了原质，也就是自然的范畴，和原人即宇宙灵魂合为一体。然后原人全能全知的能力，就是他的了。

51. तद्वैराग्यादपि दोषबीजक्षये कैवल्यम् ।

Tad-vairagyad api dosa-bija-ksaye kaivalyam

继而对那（原人的全知全能）也无执，如此便可摧毁束缚最后的种子，获得解脱。

为了达成神性的领悟，一切事物都必须绝对放弃，甚至包括随着神性领悟而来的神通。

52. स्थान्युपनिमन्त्रणे सङ्गस्मयाकरणं पुनरनिष्टप्रसङ्गात् ।

Sthany-upanimantrane sanga-smaya-karanam punar anistaprasangat

若受到天上神灵的邀请，瑜伽士不应对此感到高兴或骄傲，因为邪恶复活的危险依然存在。

瑜伽士达到的层面越高，诱惑就越大。私我是一切执着与骄傲的起因。而执着或骄傲可能在瑜伽士获得与天上神灵亲密交流的能力时产生，而导致他的败落。

53. क्षणतत्क्रमयोः संयमाद्विवेकजं ज्ञानम् ।

Ksana-tat-kramayoh samyamad vivekajam jnanam

对当下及下一刻实践专念，随之而来的是辨识智。

如果完全专注在眼前的这一刻，瑜伽士就不会被天上神灵诱惑。这就是“安住当下”这一说法的含义。他全部的觉知都专注在经历的每一秒，所以没有时间留给诱惑和干扰。

54. जातिलक्षणदेशैरन्यतानवच्छेदा त्तुल्ययोस्ततः प्रतिपत्तिः ।

Jati-laksana-desair anyatanavacchedat tulyayos tatah

pratipattih

即便两个类似的事物无法由阶层、特征或位置来区分，它（即辨识智）也会带来关于两者之间的差异的知识。

一个时刻接一个时刻地实践专念，会带来对实相的觉知。而实相是不可能通过任何普通形式的认知来辨识的。这节经文不是在讲事物之间普通的差异，而是在讲最高层面上的原质和原人的细微区别。只有解脱的圣哲才能看到这种不同。

55. तारकं सर्वविषयं सर्वथाविषयमक्रमं चेति विवेकजं ज्ञानम् |

Tarakam sarva-visayam sarvatha-visayam akraman cetivivekajam-jnanam

最高的知识，源于辨识智。它超越一切。它同时感知时空中发生的一切，又超越这一切，甚至包括这世界的进程。

当辨识智臻至完美，瑜伽士会超越时间、空间和因果。对他来说不存在任何阻障。所有的永恒和无限他都可以获得。因此我们说他已经领悟了神性。

56. सत्त्वपुरुषयोः शुद्धिसाम्ये कैवल्यमिति |

Sattva-purusayoh suddhi-samye kaivalyam

当萨埵与原人等同时，就获得了解脱。

当心拥有与原人本身同样的纯净时，凯瓦利亚（Kaivalya，解脱，独存）就发生了。净化了的心认识到其本质就是原人。这一本质的精髓就是，而且一直都是，喜乐、自由、平静、自足和圆满。

解脱

帕坦伽利《瑜伽经》的最后一章讨论了凯瓦利亚，即解脱或者说独立。全面的瑜伽士发展出完美的辨识智，即区分真实和非真实的能力。他不再受自然的三德影响，并且能够将原质和原人区分开来。

1. जन्मौषधिमन्त्रतपःसमाधिजाः सिद्धयः।

Janmausadhi-mantra-tapah-samadhi jah siddhayah

悉地可借助出生、草药、曼陀罗、苦行及三摩地获得。

出生带到这一世的悉地，表明前世已经获得这些成就，但这并不能保证个体会在这一世恰当运用它们。通过化学手段获得的悉地和任何水平的灵性都不一定有关联，而且很容易被私我控制。通过念诵曼陀罗或苦行而得来的悉地总的说来水平极高，只要它们的展现是用来达成神性领悟而不是为了个人的好处或物质上的收益。源于三摩地的悉地是最纯净的，因为它是不期然而然的。切记，悉地不是目标，只是神性领悟道路上的副产品。

2. जात्यन्तरपरिणामः प्रकृत्यापूरात्।

Jaty-antara-parinamah prakrty-apurat

所有进化性的转化，都是因为顺应了自然的趋势。

个体经历许多世迈向圆满。所有神通的出现都与个体迈向圆满的进化直接关联。任何想要强迫神通显现的尝试，都会阻碍灵性成长。人的目标是与神性达成合一。这是一个自然的进程，而自律和自我参问则有促进作用。

3. निमित्तमप्रयोजकं प्रकृतीनां वरणभेदस्तु ततः क्षेत्रिकवत् |

Nimittam aprayojakam prakrtinam varana-bhedas tu tatah ksetrikavat

一个明显的原因不一定会促成自然的趋势；它只是去除了障碍物，就像农夫（清理石头造出了一条灌溉渠）。[①]

4. निर्माणचित्तान्यस्मितामात्रात् |

Nirmana-cittany asmita-matrat

心只能从我见中创造出来。

心不是真我。它由私我而来，或者说从与真我的分离而来，它必须被超越，人才可以回归真我。

5. प्रवृत्तिभेदे प्रयोजकं चित्तमेकमनेकेषाम् |

Pravrtti-bhede prayojakam cittam ekam anekesam

尽管这许多（创造出来的心）的追求有所不同，但是它们都为那唯一的宇宙之心所控制。

这许多的个体的心是散乱的，从事着各种各样的活动，但是它们都隶属于那唯一的宇宙之心，并且最终都为那唯一的宇宙之心所控制。宇宙之心就是真我，那绝对的意识。

① 意思是，好的行动可以去除障碍，但不一定能让转化发生。——校者

6. तत्र ध्यानजमनाशयम् ।

Tatra dhyanajam anasayam

这些之中，从冥想而来的心可以免于过去的倾向性，也就是印迹的束缚。

在这许多个体之心中，那些经由冥想训练及引导的心，可以不受无用的习惯和散乱的活动束缚。

7. कर्माशुक्लाकृष्णं योगिनस्त्रिविधमितरेषाम् ।

Karmasuklakrsnam yoginas tri-vidham itaresam

对瑜伽士来说，业力既不是白的也不是黑的；而对其他人来说，它却是三重的。

对瑜伽士来说，业力被客观地理清了，没有所谓正面或者负面。对其他人来说，它是三重的——黑的、白的和灰的。这就意味着对必须做的工作做出主观反应，而这会制造出新的业力。

8. ततस्तद्विपाकानुगुणानामेवाभिव्यक्तिर्वासनानाम् ।

Tatas tad-vipakanugunanam evabhivyaktir vasananam

由打这些（三重业力）而来的是与欲望或者倾向性相对应的显化之果。

每个人依据过去的业力进入一个生命境况。他对这一境况的反应由他的欲望或倾向性决定。如果他想要权力或者物质财富，那么他最终会得到这些，但是接下来他也必须承受那些随之而来的痛苦。如果只是想要解脱，那他必须通过自律来达成，而那目标也将达成。

9. जातिदेशकालव्यवहितानामप्यानन्तर्यं स्मृतिसंस्कारयोरेकरूपत्वात् ।

Jati-desa-kala-vyavahitanam apy anantaryam smrti-samskarayor ekarupatvat

（相应的业力情境随欲望而来），这里有一种紧接着的延续，尽管有可能被社会阶层、位置和时间等因素打断。这延续是由于记忆和印迹。

业力法则是绝对的。一个人必得其欲望或者倾向性之果，尽管有可能是在另一世，在不同的生命情境之下。而有些人经历着看似无端的苦难，其实只是在消解过去产生的业力。

10. तासामनादित्वं चाशिषो नित्यत्वात् ।

Tasam anaditvam casiso nityatvat

它们（即欲望）没有开始，因为生存的意志是永恒的。

重生复重生，这一过程究竟持续了多久，这里给出了一个范围。只要欲望在，人就会一直转世。是欲望将他带到了这物理层界，而欲望没有起点。

11. हेतुफलाश्रयालम्बनैः संगृहीतत्वादेषामभावे तदभावः ।

Hetu-phalasrayalambanaih samgrhitatvad esam abhave tad-abhavah

欲望由原因、结果、支持和对象维系着，当这些消失时，欲望也就消失了。

给予欲望动力的是：因和果，或者说过去的业力；支持，即创造了欲望的心的活动；以及所欲求的对象。当这些基础被移除了，欲望也就被移除了。

12. अतीतानागतं स्वरूपतोऽस्त्यध्वभेदाद्धर्माणाम् ।

Atitanagatam svarupato´sty adhva-bhedad dharmanam

过去和未来因其自身而存在；属性的不同是由于路径的不同。

世界独立于人存在。但是个体不同的路径创造了这世界看起来不同的属性和特征，从而将原质和原人分离开来。

13. ते व्यक्तसूक्ष्माः गुणात्मानः ।

Te vyakta-suksmah gunatmanah

无论显化还是不显化，它们都存在于三德之中。

人所看到的这个世界的属性或者特征，实际上都是原质的萨埵、答磨和罗阇特质的显化。

14. परिणामैकत्वाद्वस्तुतत्त्वम् ।

Parinamaikatvad vastu-tattvam

事物的实相取决于（三德）变化的独特性。

物质层界的每一个事物，因其自身之中自然的三德的独特组合，都能被区分出来并被视为一个实相。这就好像任何一种颜色都是三原色——红、黄、蓝的独特组合。

15. वस्तुसाम्ये चित्तभेदात्तयोर्विभक्तः पन्थाः ।

Vatsu-samye citta-bhedat tayor vibhaktah panthah

对于同样的事物，（两种认知之间）明显的不同是由于不同的心的路径不同。

事物是不变的，但当它被不同的心认知时，立刻就会产生

对此事物的不同的观点。这是由于每个个体的路径不同。“路径”这个词暗示了一个事实：所有人都处在迈向领悟真我的旅途之中，是个体的态度或者业力情境决定了一个人看待事物的方式。

16. न चैकचित्ततन्त्रं वस्तु तदप्रमाणकं तदा किं स्यात् |

Na caika-citta-tantram vastu tad-apramanakam tada kim syat

事物不依赖个体的心而存在，因为不论它有没有被心感知，它都是存在的。

17. तदुपरागापेक्षित्वाच्चित्तस्य वस्तु ज्ञाताज्ञातम् |

Tad-uparagapeksitvac cittasya vastu jnatajnatam

一个事物是为心所知还是不为心所知，取决于心的特征。

什么被个体感知或认知，完全取决于心的定位和偏好，而不是事物本身。

18. सदा ज्ञाताश्चित्तवृत्तयस्तत्प्रभोः पुरुषस्यापरिणामित्वात् |

Sada jnatas citta-vrttayas tat-prabhoh pursusasyaparin amitvat

真我总是知道心的波动，因为原人的本性不变。

灵魂，也就是原人，观察着心经历的所有变化，因为它是那永恒的见证者。所有真知永恒地存在于真我之中，而心不断地被思想波动改变着。

19. न त त्स्वाभासं दृश्यत्वात् ।

Na tat svabhasam drsyatvat

心不会自己发光，因为它在被感知的范畴之内。

心可以作为一个客体来认知，它不是知识的来源，正如月亮不是光源而只是反射太阳的光芒。

20. एकसमये चोभयानवधारणम् ।

Eka-samaye cobhayanavadharanam

它不能一次感知两件事。

尽管念头是电光石火般刹那形成的，但心在特定时刻还是只能有一个念头。所以，心在感知其他事物时又去感知其自身，是不可能的。

21. चित्तान्तरदृश्ये बुद्धिबुद्धेरतिप्रसङ्गः स्मृतिसंकरश्च ।

Cittantara-drsye buddhi-buddher atiprasangah smrti-samskaras ca

如果一个心可以感知另一个，那就会存在对于认知的认知，出现记忆的混淆。

心既不能感知它自身，也无法感知其他的心，因为如果这样的话，不同的心的记忆和知识就会彻底混淆。心只是一个工具，所有知识的来源都是超越心的。

22. चितेरप्रतिसंक्रमायास्तदाकारापत्तौ स्वबुद्धिसंवेदनम् ।

Citer apratisamkramayas tad-akarapattau sva-buddhi-samvedanam

对心的知识源于自我认知，而自我认知是在心静止时发生的。

帕坦伽利由此展开论证：心无法感知自身。感知心的是原人，即真我。

23. द्रष्टृदृश्योपरक्तं चित्तं सर्वार्थम् ।

Drastr-drsyoparaktam cittam sarvartham

那为目击者（即真我）和目击对象（即心）所支持的心，可以理解万物。

当心静止下来，并且允许通过真我对其自身进行认知，真我所获得的知识也就会被心所了解。只有到那时，心才有了完全的知识。那么很明显，带来真我知识的，并非理智思考，而是冥想。

24. तदसंख्येयवासनाभिश्चित्रमपि परार्थं संहत्यकारित्वात् ।

Tad asamkhyeya-vasanabhis citram api parartham samhatya-karitvat

尽管充满无穷的偏好和欲望，心却为真我而行动，因为它们是联合行动的。

心和真我直接关联，所以它为真我而行动，即使它仍然充满尘俗的念头。

25. विशेषदर्शिन आत्मभावभावनाविनिवृत्तिः ।

Visesa-darsina atma-bhava-bhavana-vinivrttih

看到这一区别的人将不再把心看作阿特曼。

依靠辨识，瑜伽士明白灵魂和心是不同的。

26. तदा विवेकनिम्नं कैवल्यप्राग्भारं चित्तम् ।

Tada viveka-nimnam kaivalya-pragbharam cittam

趋向辨识的心自然会趋向解脱。

能够区分心和阿特曼之间不同的那个心，具有辨识智，会自动向解脱靠近。

27. तच्छिद्रेषु प्रत्ययान्तराणि संस्कारेभ्यः ।

Tac-chidresu pratyayantarani samskarebhyah

那些干扰辨识的念头的显现，是因为过去的印迹。

在获得解脱之前，残留的习惯性念头和偏好会不时在心中冒出，扰乱辨识智的增长。

28. हानमेषां क्लेशवदुक्तम् ।

Hanam esam klesavad uktam

消除这些印迹同样可以采用前文所述的去除苦恼的方法。

消除对辨识智干扰的方法，和《瑜伽经》第二章第10—11、26节经文讲到的去除苦恼即消除痛苦成因的方法相同。

29. प्रसंख्यानेऽप्यकुसीदस्य सर्वथा विवेकख्यातेर्धर्ममेघः समाधिः ।

Prasamkhyane ´py akusidasya sarvatha viveka-khyater dharma-meghah samadhih

对于已经放弃对觉知的最高境界的欲求，并且修习辨识智的人，达玛之云三摩地自会来到。

即使对解脱的欲求也必须放弃，因为他和其他任何欲求一样，也是一种心的波动。随着这一弃绝和辨识智而来的是达玛

之云三摩地（Dharma-Megha-Samadhi）。达玛之云三摩地会燃尽所有过去印迹的种子，带来全然的解脱。

30. ततः क्लेशकर्मनिवृत्तिः |

Tatah klesa-karma-nivrttih

接着出现的就是那不再受任何痛苦和业力束缚的自由。

31. तदा सर्वावरणमलापेतस्य ज्ञानस्यानन्त्याज्ज्ञेयमल्पम् |

Tada sarvavarana-malapetasya jnanasya-nantyaj jneyamalpam

然后，随着所有干扰和不纯的去除，（很明显的是）相对于（开悟的）无限知识，心所能了解的简直微乎其微。

32. ततः कृतार्थानां परिणामक्रमसमाप्तिर्गुणानाम् |

Tatah krtarthanam parinama-krama-samaptir gunanam

三德的使命就是变化。使命完成了，三德就不复存在了。

对一个已经超越了原质的人来说，自然的属性就完结了，因其已经达成了它的使命，那就是推动此人成长，为之创造领悟真我过程中的转化之境。

33. क्षणप्रतियोगी परिणामापरान्तनिर्ग्राह्यः क्रमः |

Ksana-pratiyogi parinamaparanta-nigrahyah kramah

在（三德）的转化结束后，刹那相继的过程才变得明显起来。

物质层面的功课似乎是在时间中发生的，但实际上，它们是一连串单独的瞬间。在这些瞬间中，自然的三德——萨埵、答磨和罗阇不断变换。这非常像一部电影，看起来是连续的，

但实际上只是眼睛看到许多连续的单独画面所产生的效果。每一帧，即每一堂功课，都是一个实体，但我们只能在电影停止时，也就是当个体不再透过原质来观看时才能意识到。

34. पुरुषार्थशून्यानां गुणानां प्रतिप्रसवः कैवल्यं स्वरूपप्रतिष्ठावाचितिशक्तिरिति।

Purusartha-sunyanam gunanam pratiprasavah kaivalyam svarupa-pratistha va citi-saktir iti

解脱就是这样一种状态：三德（达到均衡，并且）融回其因之中，不再有任何与原人有关的使命。灵魂安住于其真实本性即那纯净的意识之中。完。

三德不再有影响之时，解脱就发生了。自然的三德安住于平衡中，不再经历变化，因为它们的使命已经完成了。那时，瑜伽士可以不再被称为个体，因为他就是原人本身。

MEDITATION AND MANTRAS

冥想电子学

身与心是内在关联的，更确切地说，身与心是对应的。心是精微的、不可见的，身体是粗显的、可见的；身体是心的显现形式。思想的每个变化，都会在精身中产生一次振动；当这振动被传递到粗身时，就会引起大脑神经物质的活动，进而导致神经细胞自身发生大量电活动和化学变化。这些变化正是思想活动带来的。当心转向某个特定的念头并且驻留于此，一次确定的物质振动就发生了。而这样的振动产生得越多，就越容易自我重复，从而演变为一个习惯，变成自动的。身体会跟随心，仿效其变化。

——悉瓦南达《思想的力量》

近年来，随着更高级的电子科技、印刷电路板、固态电路等的问世，一种新兴的、越来越受欢迎的事物出现了，那就是生物反馈。最初，它的应用只限于各类医学和心理学机构中的实验研究。现在，由于电子工业的进步，任何人都可以用较少的钱购买一台简单的生物反馈监测器。

自20世纪60年代一夕成名后，这些设备就越来越广为人知。尼古拉斯和琼·雷格西夫妇在他们的《心灵探寻》一书中写道："生物反馈是近期医学界比较重要的进步。它被用来研究如何控制一系列的失调症状，比如头疼、高血压以及循环不畅等。

通过仪器把身体微弱的电子信号记录下来，然后把这些信号放大后以机器上的音频或视频显示反馈回来，由此可以带来对内在生理过程中特定改变的觉知，从而可以采取行动来改变信号。高音表示压力相当大，低音则表示较为放松。目标是通过放松把音调降下来。当你听到信号并通过给自己正面暗示来尝试放松时，你就在学习把放松的感觉和对应的音调联系起来。生物反馈的关键在于，当内在改变发生时，去感受它们。

值得注意的是，这些机器是用来学习放松技巧的，但不可能推动人进入更高层面的意识状态。一位使用了生物反馈仪器的记者报道说：仅仅“瞎玩了这玩意儿大约一周时间，想看看效果怎么样”，“他的冥想就能到不寻常的程度”。尽管这样的说法也不是不可能成立，但这仅适用于有着强大深刻印迹或者天性就适合深度冥想的人。不能奢望普通的使用者也达到这样的效果。

什么是生物反馈?

正常情况下，生命功能是自动进行的，不需要个体了解或有意识地控制。简单来说，生物反馈就是一个把本来自动完成的内在活动带到有意识的觉知之中的过程。早期，生物反馈仪器尚未被用于冥想。较早投入使用的是波动描记器，而它更广为人知的名字是测谎仪。测谎仪已经不仅在心理学领域，也在生理学的研究范畴内被运用多年。使用这种仪器时，各种接收器会连接到身体的各个具体部位。当人体对某个刺激表现出情绪和躯体反应时，传感器就会接收到这些反应，并将其转换成一个更容易识别的形式记录在机器上，例如图纸上画的线。

它的第一个附加装置是气动波纹管。这是个系在被试者胸部或腹部以监测正常呼吸时胸廓容量改变的条管状装置。呼吸周期从来都不是恒定的，可能受到包括情绪等一系列因素的影响。呼吸发生的机制非常复杂。大脑发送出有节奏的脉冲到呼吸系统的肌肉群，比如横膈膜或者肋间肌。放松的时候，呼吸缓慢而规律；激动的时候，它就变得快而浅。在这一点上，科学家是同意瑜伽的说法的，可能再没有其他身体功能像呼吸与心及神经的联系这样紧密了。

第二个附加装置是一个充了气的气带，包在被试者的上臂或者腰部。这一装置监测血压及脉搏的改变，这两者都和潜意识的活动密切相关。

第三个是皮电反应传感器，或称皮肤电阻传感器，通常缩写为 GSR。这一传感器基于汗腺和人的情绪波动之间的生理关联运作。两者间的直接关联已经得到证明。当一个人放松、平静时，汗腺几乎不工作，皮肤会保持相对干燥；但当人兴奋、紧张时，汗腺会变得活跃，双手开始出汗。这也为观察情绪变化提供了另一个准确的指标。

两个小电极会放置在被试者手中，它们之间会通过极微小的电流。这个电流是完全无害的，事实上，它微弱到几乎无法被感觉到。随着被试者内心情绪的变化，皮肤表面会变得更干或更湿，皮肤表面的电阻也会发生相应的变化。这台仪器测量电极棒之间传输的电量，并把它和放电量做比较。用这种方式，它就创造了一个“正常”或者“平均”的电阻水平。尽管这个电阻水平因人而异，但是，同一个人在同一次测试过程中的电阻值保持稳定。当被试者的皮肤变干或者变湿时，这些变化被自动记录为与正常电阻值的偏差。标准的测谎仪读数由笔描摹在一张移动的坐标图纸上。不过，如果使用的是不那么高端的仪器，这些变化可能是由指示灯的闪烁或者不同的声音来指示的。

测谎仪不仅昂贵，而且操作复杂。它还需要第二个人来把接收器正确地连好，并且监控仪器的读数。然而，第三种附加装置 GSR 却已经被许多公司改造并以适当的价格投放市场。当个人想要自己尝试生物反馈时，他们所使用的可能就是这些小巧便携的 GSR 仪器。使用时，只需要把两支电极棒连接到任意两只手指的指尖上，然后打开仪器就可以了。高音表明生理和心理的活动，低音则标志着放松。通过将伴随低音而来的感受与放松相关联，并且试着去唤起这些感觉，被试者就学会了放松他的身心。

几乎和 GSR 同样流行的是 EEG，即脑电扫描仪。EEG 测量的并非身体神经系统的活动，它实际上是通过把电极放置在头皮区域的皮肤上，来测量大脑的电输出。传感器不输送任何电力，只是接收。每个大脑都会发射出能量波，非常像无线电波，其波长和振幅都可以测量。超过 13 赫兹的波长对应正常醒着的状态，叫作贝塔波状态。7.5—13 赫兹是阿尔法状态，表示头脑极度放松或处于沉思状态。西塔状态为 3.5—7.5 赫兹，比阿尔法状态要深沉得多。很多创意都是在这个状态下产生的。关于西塔状态和德尔塔状态，仍需了解很多。0.5—3.5 赫兹的德尔塔状态是一种深睡眠状态，没有意识。

脑波测量

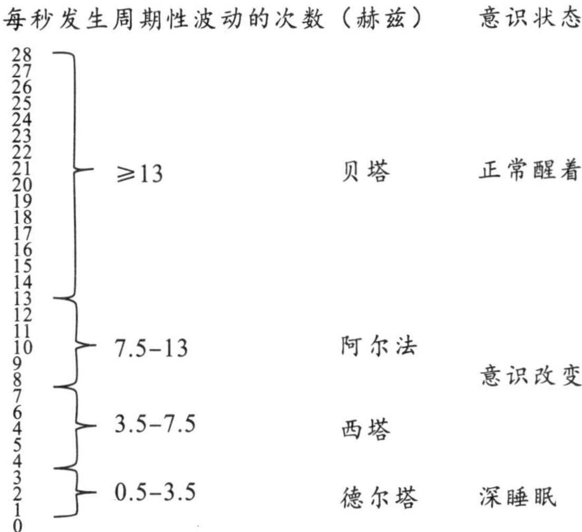

这些不同状态都是基于脑波每秒发生的周期数，或者说波长的，而能量输出的强度也同样可以测量。有经验的冥想者常见的读数是 30—40 微伏。资深瑜伽士在阿尔法状态被记录到超过 100 微伏的自主脑力输出。不论是什么波长，也不论大脑处于哪种状态，脑波都有一个振幅。

超越放松

自我意识是一个人对于自己的情况或者存在状态，以及身心和环境的变化的意识或者了解。因为生物反馈仪器将发生在身体内部的改变翻译成了可见或可听的形式，所以使用它的一个副产品就是，实验对象可以增强自我意识，起码能提升到一定程度。

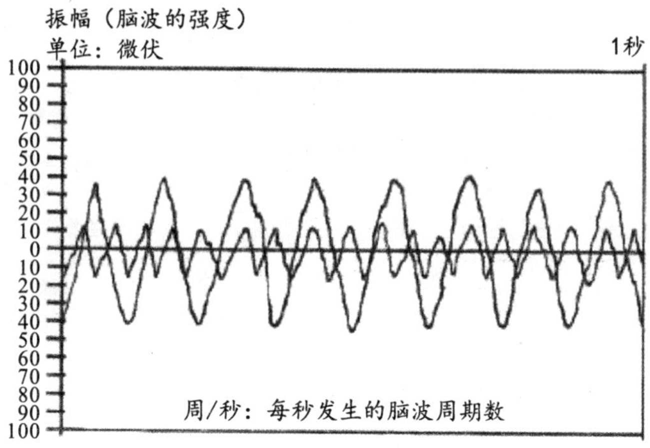

脑波测量

注：稍低的线表示 15 微伏的振幅，这是正常清醒状态时常见的能量输出。每秒发生了 18 周期数，这是较低的贝塔波。

稍高的线表示 40 微伏的振幅。对大多数冥想者来说，这是一个相当高的输出。

一个经过训练并且警觉的瑜伽士，完全觉知到发生在他身心之中各种潜意识的进程，并且能通过专注的力量控制自主神经系统。普通人无法做到这一点，是因为缺乏必要的身心的训练及约束。他没有在和内在的联结上花过时间。几千年来，瑜伽士教导并修习的是：通过专注和冥想，人能够控制身体的非自愿功能，而传统科学对此却并不在意。如今，随着生物反馈研究的新发现，许多人相信瑜伽的理论不仅是真实的，而且是任何人都能做到的，只要接受一点最基本的训练即可。

但是心的控制没有那么简单。经常，那些宣称有快速且容易的方法的人，他们自身对内在觉知所知甚少，他们的方法也经不起时间的考验。心的控制不仅要亲身体验，还需要经年的自我学习和内省。自主神经系统控制和调节着身体的非自愿功能。瑜伽士知道自主神经系统是由潜意识层面控制的，而他们的潜意识层面则是由意识层面控制的。瑜伽士向自己的潜意识直接发出指令的方式可以是通过暗示，也可以是通过在心中观想所有内在的功能。

在生物反馈中，电子仪器被用于获得来自潜意识层面的结果，但它的使用是有限的。例如，GSR 仪器与一个人相连可以读取皮肤电阻，但如果此人被触碰，仪器的读数就会发生很大的改变。事实上，仅仅是用手慢慢靠近这个人，仪器的读数都会有相当大的变化。GSR 直接从汗腺的活动读取数据，而汗腺本身由交感神经系统控制。交感神经系统正是自主神经系统中被称为“战或逃”机制的分支。巨大的情绪活动发生时，交感神经系统使心率加快，脑部供血量增加，吸入的氧气量增加，并将肾上腺素泵入血液之中。神经系统会将神经冲动传至所有的内脏器官和组织，而不仅仅只是汗腺。如果一个人变得兴奋起来，无论以何种形式，他的交感神经系统将激活全身的物理和化学变化。正如芭芭拉·B. 布朗在她的书《新心灵，新身体》（*New Mind, New Body: Bio-Feedback: New Directions for the Mind*）中所说的，生物反馈研究中一个最大的困难是它的运用必须得有相应的控制手段，以确保实验不受无关因素的影响。布朗女士还说道，相对于物理学家或者化学家而言，这对心理学家来说是非常困难的工作，因为那些作用于人类行为的影响因素，不像传统实验室中的影响因素那样容易被分离并加以分析。

生物反馈仪器充其量只是生物功能的粗略指示器。这些用于放松或专注的监控仪器，充当了间接衡量交感神经系统活动的设备。生物反馈只能用于探测自主神经系统泛泛的功能，将人改变其活动的程度可视化。除了可以起到一些放松作用，例如降低血压、减缓新陈代谢等，生物反馈系统能给冥想提供的帮助几乎为零。人们不应该把由瑜伽士达成的超意识状态下的内在平静和由生物反馈仪器达成的放松混淆起来。

每个人都有一定的专注力，可用以达到放松的状态。一个人可以专注于生物反馈监测仪的灯或者声音，或者沙滩上美丽的落日，在这两种情况下，都能体验到身心放松的状态。但这一定不能和深究内在、找寻觉知，以及找到与那圆满源头的合一混为一谈。生物反馈只能提供某些身体功能的量化信息，它不能显示冥想体验的深度或质量。

内在与外在

放松可以通过生物反馈仪器来获得。抛开这一点，这些仪器的使用并不能替代健康平衡的生活方式。科学仪器可以监测到血压的降低，但对被钙沉积和胆固醇堵塞的动脉血管却无能无力。当身体虚弱且充满了毒素时，很难想象通过运用这些技巧，大脑就能获得更多的氧气和养分。科学家现在开始理解感官之间的联系，比如皮肤、心灵。实际上，西方心理学的理论整个儿都是向外的。它的基础建立在研究可观察的行为模式和他人大脑的生理输出之上。这和一个人在冥想中研究自己的心有天壤之别。通常来说，比起为寻求内在成长的个人，传统的心理学技巧为心理学家提供的洞见会更多。

许多科学家还是没有区分大脑的功能和心。尽管大脑和心在人体功能上有着密切的联系，但是心可以独立于肉体存在，还可以在没有感官接触的情况下获得体验和知识。心在精身之中，有三个功能：感知、思考和决心。它有三个心理过程：认知、欲求和意愿。它还有三个层面：潜意识层面、（显）意识层面和超意识层面。而大脑却是肉体的一部分。它像电脑一样运作，执行心产生的念头，在身体内部传送电脉冲，以保持和控制不同的生命功能。在区分大脑和心这方面，生物反馈的研究仍然不够全面。

对瑜伽士来说，来自诸如美食或柔软衣物等外物的苦与乐的感官体验，都被认识到是虚幻的。因为它们是心内在状态的结果，而不是外物的特质。一个商务人士可能去参加派对自娱自乐一下。他和人交谈，享用食物和饮料，乐在其中。想象一下，他突然听到股市大跌的消息，那他会立刻把饮料和三明治抛在脑后，不是因为它们失去了滋味，而是他不再有兴味。乐趣全无了。饮料和三明治并没改变。改变的是心的方向。心现在关注着股票的价值，而在这一特定时刻，股市是个令人不快的话题。结果，一分钟前还令人愉悦的东西现在却魅力全无了。

瑜伽士相信所有悲欢、胜败、冷热的体验，都只是在心之中。不论外在的影响如何，人应该所有时候都争取开心。瑜伽，超越了心，达到了一种不断变化的二元性已不复存在的境界。传统西方哲学接受了感官体验是真实的，而传统东方哲学相对地接受了这些体验，但没有赋予它们永恒的价值。

进一步来说，通过研究行为模式获得的科学论点只会得出错误的理论，因为所使用的工具和客观思维都有局限性，从而使得结果失真。基于感官体验和所用仪器给出的信息，所形成的理论往往相互矛盾。考虑一下这种情况，一只手在110华氏度（约43.3℃）的热水里浸过，另一只在35华氏度（约1.7℃）的凉水里浸过，过一会儿把两只手都浸到70华氏度（约21.1℃）的水里。一只手会觉得暖，而另一只会觉得冷。在同一个瞬间，心会对同样的体验给出两种诠释。而这两种诠释都不是绝对真实的。

通过内省，瑜伽士研究心的主观状态；生物反馈运用心理学的条件作用来观察可观察行为中的变化。后一种研究形式下收集的数据，受制于个人的诠释，有可能与实相并不吻合。想想这个故事：一个教授钟情于研究“青蛙心理学”。他用条件反射法，也就是奖惩的技巧，训练一只青蛙跳。如果青蛙按命令跳了，就获得一次食物奖赏；如果没跳，它就会被微微电击一下。一段时间以后，只要一听到“跳”，这只青蛙就会条件反射地跳起来。然后，这位教授想要继续了解更多的青蛙心理学——到底是什么让青蛙跳起来的。因此，他截掉了青蛙的一只腿然后命令它跳。尽管不完美，但青蛙还是用三只腿跳了起来。一条一条地，青蛙所有的腿都被截掉了，然后被命令“跳！”但是青蛙没有跳，它坐在桌子上呱呱叫起来。教授所得到的结论是，青蛙没有跳是因为四条腿被截除后，就听不见了。

这则趣闻要说的是，依赖个体对外部现象的诠释有多危险。瑜伽心理学采用了不同的方法。瑜伽士通过冥想研究他的心。这一体验的本质为神秘学的体验，和感官体验非常不同。瑜伽科学不是仅仅研究“心胜于物”的行为模式，更是对生命原则的直接感知。最终，体验者、体验对象和体验结果，或者说知之主体、知之客体和知之过程融为一体。

当通过适当的训练发展出天生的功能或能力，一个人可以同时在两个层面上运作，这时非凡的现象就会自然地发生。沿着一般科学的思路从外部研究这些现象，只能得出有限的结果。传统上，科学一直在对现象或感官知觉不断地进行更进一步的检视和分析。作为这一分析的结果，各种定律被构建起来，并与人类的思维活动保持一致。人类科学研究着我们能感觉到的这个世界的表面，而在这表面之上，我们的思维反映其自身。瑜伽科学所研究的能量，位于生命的中心，并且会带来外在和内在世界的合一。它研究内在的念头，在内在层面一步步地靠近那中心，逐渐地越来越接近实相，越来越接近生命的源泉。

瑜伽科学不是学问的问题，它根植于行动。一定要经历了才能学到。那灵性发展的富足源泉，必须到一个人的内在去找寻，而不是到别人那里找寻。一个诚心的新手，必须用更高层面的直接认知或者直觉知识来代替教条主义。条件反射式的学习仅仅是一种帮助心专注的机械方法。生物反馈中运用的技巧也许可以帮助一个人去认知关于心的控制的一些事实，但是我们一定不能被这个摩登社会的运作机制所欺骗。机器不能代替体验，冥想和心的控制从经验而来。一个小孩可以用计算器做完所有算术题，但却没学会加法。对于一个人对心的控制所做的最初努力，生物反馈仪器可以给出大致量化的反馈，但是冥想，只能通过实践与内在真我的联结来学习，而不是通过与一台机器的连接来学习。

MEDITATION AND MANTRAS

冥想的障碍

小心观察你的心。要警惕！要警觉！别让烦躁、忌妒、仇恨和肉欲的波动干扰你。这些黑暗的波动是生活平和、冥想和智慧的敌人。对有些人来说，要保持心的淡定和纯净非常困难，原因是那些俗世印迹根深蒂固，周遭环境不利，以及外向的性情占据了主导。当然对有些人来说，邪恶的念头根本不是什么问题。它们偶尔现身，转瞬即逝，并不会造成什么大的破坏。如果邪恶的思绪会让你精神痛苦，这正是灵性进步的一个信号，因为许多人并没有如此敏感。

——悉瓦南达《宗教教育》[①]

通向证悟的道路上遍布障碍和绊脚石，但只要对其有明智而全面的理解就都可以轻松跨越。应该永远记住，失败不过是成功的垫脚石。就像对暗礁了如指掌的领航员，可以带领船只沿着危险的海岸线航行；修习者也是这样，通过了解各种障碍以及克服它们的方法，他们被引领着穿过灵性努力的海洋。一个人必须用适当的方法去训练心，并且不要灰心，因为追寻圆满的旅程道阻且长。

---

① *Religious Education* ——校者

修习的中断

在冥想修习中，心也想要多样性，就像它做任何其他事情时都会想要来点花样一样。它反抗千篇一律。当这种情况发生时，学生可以通过改变练习日程，给予心一点放松和多样性，但永远不应完全放弃练习。修习的中断是一个重大错误。萨达那，也就是灵性修习，在任何情况下都不应放弃。初学者充满了热情和干劲，常常希望短时间内就能获得神通灵力。他一旦达不成目标，就灰心丧气，想要放弃。他可能对自己练习的效力失去信心，而且，还常常考虑是不是干脆把练习完全抛到脑后。冥想的修习必须继续下去，但是不能有任何期望。成长会来，但它是逐渐到来的。真诚、规律和耐心一同确保最终的进步。

健康和饮食

这身体是人达成自我领悟的唯一载体，既然如此，最好让它保持健康和强壮。就像斧头必须被磨得锋利才可以砍树，当身体处于极佳状态时，目标才能够更快达成。一个人可能会修习瑜伽或者其他法门，并且在达至圆满前死去。然后他会再次投生，又修习一些年后再次去世。在这种情况下，大量的时间流逝于生死轮回。尽管一个人不该执着于粗身，但保持它强壮、洁净，并且能够承受得住密集的修习是重要的。

健康的心同样重要。因为身心是密切相关的，一直保持愉快的心境很重要。愉快的心境和良好的健康携手并进。智慧的修习者通过规律的锻炼、瑜伽体式和呼吸控制、合理的饮食、休息以及大量的新鲜空气来保持身体健康。应尽量避免毒品和药物，而且，必要的时候可求助于自然疗法。

另一种极端情况是，修习者尽管病情严重，却拒绝吃药。这些人不必要地折磨身体；他们允许疾病长驱直入，毁掉自己的健康。很快，他们的身体状况就不再适合继续修习了。与其让疾病发展和恶化，并因此打乱规律的修习，不如吃几天药，然后很快恢复练习。值得注意的是，治愈许多微恙最有效的方法就是断食。断食的过程中消化系统会得到休息，而毒素也会被排出身外。

正如云遮住了阳光，疾患的乌云也让一个人无法坚持修习和自律。即使病得很重，仍然可以练习佳帕冥想和轻度冥想。对任何疾病来说，冥想都是良药。因为它给身体的每个细胞和组织补充能量，并且净化它们。

饮食不当是灵性进程中的另一个障碍。所有的食物都有其独特的能量。正如身体由所吃食物的粗显物质部分组成，心则是由较精微的部分组成的。如果吃的食物不纯净，那么心也会变得不纯净。烟、酒、致幻剂、不新鲜的食物是最有害的。餐食应该简单、清淡并且富有营养。超市货架上能找到很多精加工的、掺假的制品，这些都不应出现在瑜伽士的饮食中。

很多人所吃的远超过所需的，仅仅是出于习惯或满足感官享受。现代生活中遇到的大部分疾病，起因都是饮食无节制。如果一个人因为胃里食物太多而出现胃痛或者失眠，那冥想也就不可能了。冥想前两个小时不要进食，这很重要。如果要在清晨练习冥想，那么晚饭则应少而清淡。

适度是日常习惯的基调。睡得太多或太少、吃错食物、暴露在人群中、辛苦的脑力劳动、过多性生活，或者缺乏规律的锻炼，这些都可能让身体变得容易患病。如果一位学冥想的学生病了，他可能更倾向于责怪练习而看不到自己行为的失检或者过度。心总是在找借口避免自律，但自律必须永不停止，一天也不行。倾听内在真我的声音，而不是心的抱怨。

懒惰和睡眠

懒惰、昏沉和睡眠是灵性道路上的普遍障碍，而以睡眠为最。像饮食一样，它对大多数人来说已经成了一个长期放纵的习惯。然而，通过规律的冥想练习，睡眠可以大幅度削减。睡眠是一项心理需要，可以逐渐减少。大脑每日只需要短时间的休息。如果得不到休息，无疑一个人就会觉得疲累，无法工作也无法冥想。通过各种瑜伽修习，可以培养出平静而稳定的心。能量不再被浪费在情绪和无用的欲望上。心更多时候处于放松的状态，所以它不再要求大量的休息。一旦新的、更愉快的模式建立起来，人就会有越来越多的时间实践灵性修习。

通常在冥想中，修习者会开始疑惑心是否已经滑入了沉睡的老习惯，还是冥想实际上正在发生。这一点可以很容易甄别。因为在冥想中，身体感觉轻盈，心感觉愉悦；而在睡眠中，身体和眼皮都很沉重，心也是迟钝的。在冥想中入睡确实是个问题，那么泼些冷水到脸上，做些呼吸练习，或者头倒立五分钟，心就会回到警觉的状态。

刚开始练习冥想的人常会受到昏沉和抑郁的影响。有时候原因是生活层面的，比如说饮食习惯不好、消化不良、不良伴侣或者天气不好。如果是这种情况，那么应该消除这些因素，或者改做体力活动。

当修习者的生活太过失衡时，昏沉就会频繁出现。只有少数人适合全天候冥想，对一般人而言，生活都必须有节、平衡。年轻学生充满热情以及独立和浪漫的思想，需要管理他们的能量。然而恰恰相反，他们有时却受不了约束，从一个老师那里窜到另一个老师那里。盘腿坐上半个小时，他们就错把昏沉当纯净，以为自己已经不用再为他人服务了，并且幻想证悟已经达成了。或者，有些人觉得闷了，就转向毒品，以此作为未能获得的体验的糟糕替代。而一个认真的修习者，为自己制订每日冥想、锻炼和学习的计划。如果昏沉成为障碍，那么做一些轻快的工作，或者积极从事慈善活动，都有纠正的功效。体力活动为冥想的修习提供了必要的平衡，勤奋工作应该成为每日自律中不可或缺的一部分。

日常生活的繁复

不利于冥想的环境、不相宜的氛围，以及其他障碍，不一定会让我们白费功夫。实际上，在发展辨识智、同理心、意志力以及耐力这些强大力量时，它们是考验，也是助力。在困境中挣扎会带来快速的进步。

相比之下，不良伴侣才是极具灾难性的，因为这样的接触让心充满了无用的想法。为了避免卷入负面性，冥想者要小心保护自己，以免分心。撒谎和偷窃的人，贪婪的人，以及沉迷于背后诽谤、闲聊混时间的人，在灵性人士的生活中无立足之地。最健康的方式是敬而远之。

“不良伴侣”不仅指人。它泛指任何让人产生负面念头或振动的人和事。不利的环境、使人不快的书籍和歌曲、以暴力和感官愉悦为主旨的影视节目，都使心迷乱，充满平日里不会有的欲望。一个人甚至应该考虑不读报纸，因为报纸旨在制造不安情绪和哗众取宠的波动以撩拨人心，而报纸产生的效果也确实如此。所有这些纷扰，是把心往外拉，而不是向内收。报纸制造一种幻象，声称这个世界是真实不虚的，以此掩盖存在于所有名相之下的至上真相。

这个世界充满了贪婪、虚伪、奉承、假象、两面派和自私，那些自诩为朋友的人往往是最大的敌人。小心那些在你顺风顺水时自称朋友的人，他们其实是为财物享受而来，一旦境转时迁就会消失得无影无踪。这些酒肉朋友见风使舵，在无用的闲谈中浪费掉你宝贵的时间，将人带离灵性的道路，降格到和他们一样的水平。当然，大多数人不愿意承认这是真的。大多数人愿意认为他们的关系是基于无私的爱的，而实际上许多时候这都是出于对孤独的害怕和对娱乐消遣的需求。一个人应该切断那些无益的联系，只信任那内在的声音，它安住于人的内心。只跟那些渴望自身圆满、努力上进、鼓舞人心的人交往。

无用的交谈

灵性力量被许多坏习惯削弱，其中最坏的就是无用的、多余的谈话。嘴巴“拉肚子”会浪费大量的能量，而这些能量本可用于个人成长。说太多话让一个人静不下心来，不适合做冥想练习。智者寡言。很少的几句话，也只在必要时才说。正是因为精简，这些话语才会带着最大的力量。为了帮助心保持平静、中正和自律，除了冥想之外，每日还可以修习止语（Mouna）约两小时。为了得到最大实效，最好在非常想说话的时候修习止语。

智力型的人通常喜欢不必要的讨论和论战。一个没有能力保持安静的人很容易卷入火热的辩论中。这些论战常会导致敌意、对抗和能量流失。理性推理通常只和物质层面的调查研究有关，如果用于形而上的玄学探究，可将学生引到直觉之门。然而，再往前走，它就派不上用场了，因为超然的事物超越了推理的范畴。此时，我们必须放弃争辩，安静下来，然后向内探寻。

同样，吹毛求疵是一个非常有害的习惯。总是爱打探别人的事情的人，他的心永远是向外的，不受控制的。当心忙于这类活动时，没人能够内省。在灵性修习中勤奋用功，就不会有时间去管别人的事。忘记别人的缺点，先用功提升自己吧。生命短暂而珍贵，没人知道它何时就被拿走了。每一分钟都应被用于更高的目标，而不是八卦和评价别人。

自我辩护是另一个需要克服的行为弱点。要克服的还有随之而来的性格特点：任性、固执、掩饰和撒谎。一旦这些弱点在人格中确立，就很难消除，因为私我从来不会承认它自己的错误。为了自圆其说，不断用一个谎言去掩盖另一个谎言，陷入一连串无休止而又白费力气的尝试。只有当一个人学会乐意承认自己的错误、缺陷和弱点时，进步才会很迅速。

心胸狭窄，也和背后议论、贬低别人紧密相关。所有的恶行都是由妒忌和无明引发的。选择总是为别人的幸福而欣喜，就可轻松地遏制和根除所有恶行。

根除私我

现在这一点已经很明显了：冥想所涉及的远不止闭着眼睛，专注地坐在那里。它要求严格的内省，以及对一个人个性、生活方式以及价值观的全面转化。修正行为和根除弱点，这些调整相对容易一些。对于冥想和灵性修习更大的障碍是情绪失衡和性格缺陷。它们深植于内，滋养着所表现出来的坏习惯。

狭隘而又难缠的我见，藏在人格面具之后，是我们需要克服的最大障碍之一，因为它遮蔽了神圣的真我，支撑着肤浅的念头，固化了自身的惯性感受和行动。这种较低层面的自傲天性，必须削减，因为如果它一直强化那些局限的、错误的价值观，那么不管多少灵性修习都不会奏效。

常见的是，一个学生说他想学习和修习冥想，但却不愿根除低阶的天性，也不愿改变旧习惯。他紧抓住这些，甚至拒绝承认需要改变。这类学生永远也不会有任何真正的进步，因为没有彻底地转化较低的天性，只靠蜻蜓点水般的灵性体验是不会有任何结果的。

改变根深蒂固的习惯并不容易，而诚心的初学者对此常常觉得一筹莫展。通过规律的灵性修习、孜孜不倦的无私服务、同有灵性思想的人交往，以及痛下决心根除自我中心，会培养起强大且无私的意志力。人必须内省，并发现所有的弱点和不足。

对于生活在古鲁指导下的人，这相对容易许多，古鲁会指出问题，并指出根除它们的适当方式。从低阶天性向高阶天性的蜕变要求全然由衷的投入。要转换到那最高目标，就要有自我臣服的意愿。只有这样，加上不懈的努力，真正的改变才会到来。

有时候即使是在经年的冥想之后，从前的性格特征还会试图再冒出头来。它靠着低等的心识和意愿支撑，顽固专断，能让修习者屡教不改、桀骜不驯、傲慢自大和无礼莽撞。修习者认同于私我，打破所有的戒律和规定，反叛一切，永远准备着同那些不愿接受他观点和意见的人战斗。

私我珍视自身的想法和冲动，拒绝听从有益的指导。掩饰、虚伪、夸张和隐匿是私我的主要特征。一个被私我紧紧抓着的人，为了掩盖错误的行事方式，保住地位，会纵容自己的想法和坏习惯，甚至会撒谎。学生沉湎于自我辩护、否认错误与缺点，可能不会意识到自己行为的后果，因为智力已经被不纯遮蔽了。他心中无数，言不由衷，已然太任性、太自满，以至于都看不到自己的错误。

一个人若是做不到直接，无法自律，或者无法向人打开心扉，任何老师都帮不了他。没有什么能帮助一个在真理面前故意闭上双眼的人。这样的修习者无法取得进步，相反，他陷在自己创造的泥潭里。

如果能意识到一些错误，如果有一丝改进的尝试，或者哪怕有一点点接受的态度，那么错误就能被改正。一个对自己和老师坦诚的人，可以意识到自身缺陷的本质和根源，很快，他就走在提升自己生命的路上了。

权力、名气、声誉和财富，它们都会巩固和强化私我。严肃的修习者会弃绝并献出这一切。对西方人来说，他们的教育推崇个性，自我臣服的需要对他们来说尤其难以理解。但是修行路上没有所谓折中，为了取得进步，必须培养对感官的约束和持续的冥想。

情绪

所有情绪障碍中最具毁灭性的就是愤怒——平静最大的敌人，因为它是最负面的。愤怒是强烈的欲望的一种变形，因为一个人在欲望没有得到满足时就会发怒，发怒时，心就变得迷惑起来，失去了记忆和理解力，说的话和做的事都没有了觉知或控制。愤怒对自己和别人身心的伤害都极大。一股怒气会让整个神经系统受损。有时为了纠正学生，灵性导师会表现出一点愤怒，但这不应和情绪迸发混淆起来。尽管外表看起来激动而愤怒，但真正的师父内在是冷静的，因为他的动机只是要学生成长。只有当愤怒是出于自私或狭隘的目的，它才是错误的。

愤怒增长并且变成习惯以后，会非常难以控制。当它还是潜意识中的一丝涟漪时，要好控制得多。人应该仔细观照心里任何烦躁的征兆，然后控制就不是问题了。对微不足道的事情一再恼怒，是精神力量薄弱的表现。通过谨慎地发展与之相对的正向力量——耐心的美德，可以克服这个弱点。

正如光和热可以被转换为电力，愤怒也可以被转换为灵性能量。所有恶习、令人讨厌的品质以及错误的行为，都因愤怒而起。当愤怒得到控制，其他的就会自行凋零。控制了愤怒，学生的任务就完成了一半。

反复发怒，让愤怒得到加强；控制它，意志力就会逐渐得到加强。冥想练习本身有助于消除愤怒的起因，因为它在缓慢地改变我们的价值观和视角。甚至在面对侮辱和虐待时也要学着保持沉默，这样，就比较容易在冲动和情绪成形之前将其控制住。讲话要有节，如果在与人对话时有怒气爆发的可能，就停止说话，去做些别的事。话要软而理要硬，因为话不软会制造不和谐。愤怒突然袭来，要与之作战，喝点凉水或者快走都是极佳的辅助，练习止语也可。烟、酒、肉都是使问题恶化的刺激物，最好避免。

恐惧是最让人无力的情绪。在寻求灵性圆满的道路上，学生必须永远愿意冒一切风险，甚至包括付出自己的生命。胆怯之人绝对不适合灵性的道路。一个无所畏惧、对自己的身体毫不在意、全无执念的罪犯，比一个紧张兮兮、束手束脚的人更适合灵性的证悟。他的能量只需要得到引导和改轨。恐惧只是想象的产物，可话虽如此，它却会呈现为真实的形式，而且可能会带来各种各样的麻烦。

恐惧表现形式众多，例如：怕死、怕生病、怕独处、怕有人陪伴。妄想控制了心，带来混乱，让人被各类恐惧折磨。在学生的冥想进展中，害怕公众批评这一点特别拖后腿。然而即使在遭受迫害时，也必须坚守自己的信念。只有这样，人才能成长。自我参问、奉献于更崇高的事业，以及培养恐惧的对立面——勇气，这些都可以让人克服恐惧。邪不压正，勇气总是会战胜怯懦。

气馁

冥想者有时会开始怀疑那绝对的源头是否存在，怀疑自己是否有能力成功获得证悟，以及自己的修习是否有效。缺乏信念令人泄气，是个人发展道路上的危险障碍。当这些念头冒出来时，学生就会有松懈努力甚至全盘放弃修习的危险。这将是一个巨大的错误。必须记住，灵性修习的进展总是时而明显时而不显的。无论什么时候疑惑出现，学生要立刻寻求能在灵性方面带来提升的人士为伴，并且在一段时间内待在他们的影响之下。和有着坚定、清晰信念的人交谈，坚持练习，就会除去所有的疑惑。

当一个学生的期盼太过不切实际，疑惑最终一定会冒出头来。初学者常常以为昆达里尼可以在六个月内唤醒，而他将因此具有千里眼、顺风耳、读心术以及空中悬浮的能力。学生心中会出现许多奇怪的想法，而当这些期待无法成真时，疑虑就会出现。除了依靠灵性共修，这些困惑还可以通过学习宗教书籍、正确地参问和推理来消除。疑虑会一再出现，把修习者引入歧途。必须用以下方法根除疑虑：坚定的信任、基于理智的不可动摇的信念，并认识到困难一定会不时出现。切记，这些仅是挑战，它们有助于强化修习。

生命能量的丢失

在迈向证悟的最高目标的道路上，要有重要的进步，遵守婆罗姆恰雅（Brahmacharya，节欲）是必要的。婆罗姆恰雅，本义为梵的知识。它指的是对所有感官的完全控制，更具体地指独身戒。独身戒对西方思维来说几乎是一个陌生的概念。对很多人来说，要完全理解这个概念很难，特别是在人们更习惯于内在的感受，努力要让亲密关系变得更开放更自由的时候。但对世界上所有的宗教传统来说，独身戒都是一个古老而永恒的面向。每一个宗教都有弃绝所有世俗欲求和感官愉悦的求道者。在瑜伽的传统里，他们就是斯瓦米，或称桑雅士（Sanyasi）。尽管不应认为每个人都应过上纯粹的禁欲生活，但如果对独身戒的修习和目的没有一个基本的了解的话，要完整理解灵性生活是不可能的。

我们可以说，当一个人控制了感官体验，灵性生活目标的99%就达到了。这很困难，不只是因为能从感官获得满足，更是因为一切生命的天性就是生育繁殖、传宗接代。自然界中仅次于呼吸的最强有力的冲动，便是繁殖。所以，在瑜伽士达成终极目标之前，在所有必须掌控的事物之中，性欲最难控制。

形成并维持着银河系和这世界的宇宙能量，和在人的身与心中持续振动的能量，是同一种能量。这一生命能量，或者说宇宙的普拉那，在粗显的物质层面显化为性能量。当它被控制并得到升华，就转化为奥伽斯萨克谛（Ojas Shakti），也就是灵性能量。性能量是向下移动的；而奥伽斯能量是向上移动的，远离性中心，储存在大脑中。奥伽斯是创造的力量，是生命能量，是一个已经将感官享受转化为灵性的人身上的精气。

在性的体验中，能量被挥霍流失。但通过婆罗姆恰雅，该能量得以保全。通过不懈的萨达那，也就是灵性修习，这一能量最终被转化为万物之中最强大的能量——昆达里尼萨克谛。昆达里尼一直蛰伏在脊椎底端的海底轮处，最终会到达位于头顶的顶轮。更高层面的冥想体验正是在昆达里尼升起的过程中发生的。如果能量总是在性活动中向下流失，无法被储存起来，也就不能构建起足够的能量以沿着脉轮逐节向上行进。

除了考虑昆达里尼能量，升华性冲动还有一些别的实际原因。独身戒是制感的一种形式。对于那些诚心追求冥想进步的人，完全控制身体所有的渴望是必要的。通过缓慢获得对性欲的掌控、对美食的向往的掌控、对奢华环境的欲求的掌控，可以发展出强大的意志力。当心转而向内时，高阶的学生会逐渐停止与物质世界的体验的认同。

人最大的冲动，就是繁衍后代。看看它已经被广告媒体利用到什么程度，就知道它有多强大了。几乎没有什么产品不是在这样的承诺下被推广的，这一承诺就是，它们将在不同程度上带来性的满足。和异性结合的吸引力是如此强大，以至它常常压倒一切智性和理性。但是，比起身体的愉悦，专心致志的瑜伽士更在乎对心的控制。据说佛陀曾经告诉他的弟子，如果还存在任何其他什么和性冲动一样强大的障碍的话，他也不可能证悟。

当然，这不是建议压抑性欲，因为那只会导致反弹或损害健康。但是逐渐减少性活动有助于发展意志力、强化精神并且将心从外转向内。它的能量可以被引向正面的、有建设性的用途。这就是升华的实质所在。当那终极的联结，即与神本身的联结，变成一个人最重要的事，对性满足的欲求就会逐渐消退，因为性爱是远远次于神性领悟的一种体验。

心

心，它为冥想设置了许多阻碍。在修习之始，一旦一个人坐定开始冥想，一层接一层不纯净的负面念头就会从潜意识层面升起。学生有时就会因为不理解为什么会这样，而放弃修习。有句古老的谚语说，杀死一只蚊子之后，还会有二十只来参加葬礼。同样地，当冥想者想要摆脱负面念头时，它们便以双倍的力度来折磨、攻击。这是抗拒的自然法则。

最终，负面念头全都会消亡，因为在正面念头面前，它们无法立足。不想要的念头在冥想过程中升起，这让冥想者感到不安。这个事实本身标示了冥想者的成长和成熟，因为曾经这些念头是受欢迎的。负面念头不能强迫性地或者一下子赶走；不然，它们会带着更大的能量回来对付冥想者。当冥想者坚持勤奋练习时，它们便会自行幻灭。

心，必须得到观察，特别是当它处于放松状态时。烦躁、妒忌、愤怒以及仇恨的暗黑涌动是冥想、平静与智慧的敌人。一旦出现，就必须立即用正面念头来应对，因为恶念会被善念摧毁。正如在门口挡住闯入者是最容易的，负面念头一升起来就去制止也是最容易的。通过持续的灵性修习、善行以及对负面之苦的觉知，就可以防患于未然，杜绝负面念头。当纯净的境界实现时，问题就不复存在了。

和愤怒一样，仇恨也是严肃的学生最凶猛的敌人之一。与贪婪和淫欲一样，它是无法满足的。尽管有可能暂时减退，但它可能带着双倍的力量再次爆发。它像传染病一样传给一个又一个人。如果父亲和某人有过节，他的孩子们也有可能会憎恨此人，尽管此人从未伤害过他们。鄙视、偏见以及讥笑，都是不同形态的仇恨。

如果英格兰人恨爱尔兰人，爱尔兰人就会恨英格兰人；假如天主教徒恨新教徒，新教徒就会恨天主教徒。这类偏见以及其他任何类型的偏见都必须猛力地连根拔起。带有偏见和偏执的人将自己框在小团体中。因为他们偏狭的视野，他们看不到那些他们鄙视的人身上的好。求同存异，不无可能。真相不为任何人、任何团体、任何灵性体系所垄断。只有当仇恨、偏见和偏执都被爱取代了，世界和平与友爱才有可能。仇恨的分支在潜意识层面会延伸至很多方向，所以需要长期密集的对治。经年不间断的无私服务和冥想，可以把这疯长的杂草从心田拔除。

迷恋和执着也是很严重的障碍，因为他们精微而强大。数百万人在战争中被杀害，也没能让一个男人哭泣；而他妻子去世时，他却哭了。这是因为迷恋创造了“我的”这个概念；而执着越深，痛苦就越大。当一个人谈到“我的妻子”“我的儿子”“我的家”，他显示了一种态度：他和其他人是分离的。只要与这无常的物质世界认同，就不可能在冥想的道路上取得多少进展。

贪婪和迷恋密切关联，也是无法满足的，会使心烦乱不安。一个人也许是百万富翁了，他会谋划要成为亿万富翁。贪婪以各种各样的微妙形式呈现。一个人渴求名望，这也是贪婪。迷恋、执着和贪婪会被有力的自我参问、长时间的冥想和持续不断的修习所摧毁。

另一个妨碍冥想的因素是记忆，或称回忆过去。要理解这一点，先假设一个人安静地独坐在乡间冥想。如果过去在拉斯维加斯度假的记忆出现了，而冥想者让心在回忆中流连忘返，那么此刻，这人实际上就活在过去的拉斯维加斯。这也可以应用在白日梦上。回顾过去的体验，赋予了回忆的画面生命，并强化了它，而这将心带离了其真实本质。圣哲从不回望，他只专注于与那绝对的认同。

高阶冥想者的障碍

即使冥想者的修习已经完善地确立，陷阱和诱惑依然在等着他。获得一些体验或者神通之后，修习者有时会被道德和灵性的骄傲冲昏头脑。他可能将自己和他人区别看待，蔑视他人。这一类的傲慢给自我证悟带来了严重的障碍，必须完全消除。只要有骄傲和吹嘘，就不可能放弃私我而领悟神性。

与此相关的一点，是宗教的虚伪。有些人已经取得了某些进展，但是却还没有完全净化低阶本性。这种虚伪主要表现在这些人身上。他们装腔作势，对外上演一出精心设计、自我吹嘘的宗教虔诚。对于在灵性之路上前行、将所有的行动奉献给神的修习者而言，没有比利用宗教欺骗信众更大的罪恶了。事实上，宗教的虚伪比普通的虚伪要糟糕得多，因为宗教伪善者歪曲的是灵性和神。他需要去经历一段由他人强加的、长期而彻底的治疗，因为他自己太不坦诚、太自我中心，以致无法自我疗愈，或者甚至都不会想要这么做。

有时在冥想中会看到一些可怕的画面。这些画面无论是潜意识深处投射出来的，还是较低层面灵异体的物化，都不会造成任何伤害。它们的出现仅仅是对力量和勇气的考验，它们在纯净和神性的念头面前不可持续。修习者必须保持坚定，不要让恐惧和紧张搅扰了冥想的练习。别的视觉画面和体验也会来来去去，但这些都不是冥想的目标。看重这些的人偏离了方向。避免和这些画面有关的所有念头，保持冷静，并且用更高层面的念头来替代。冥想最终及真正的目标，是对那至上的直觉的、直接的体验。

到时候，学生会得到一些神通灵力。然而，不应对它们思考太多；因为除了新奇，它们没有什么特别或神妙的地方。瑜伽士把它们看作完全自然的事情。可以想见，原始人看到直升机一定会大为惊叹，大多数人也为神通的呈现而感到不可思议。但是像顺风耳和千里眼这样的神通根本不值得追求，因为在它们之外，还有非凡得多的启迪与平静。再者说，对于它们的欲求，可能会打乱和扑灭一个学生的向道之心。

如果一个人规律地练习专注和冥想，神通一定会出现。但它们必不能用于自私或物质的目的，因为每个错误的行动都会有一个有害的反作用力；滥用神通会导致心与灵的损伤。这些神通是强效麻醉剂；理智会变得混乱，理解力也会变得模糊。修习者会变成无明的受害者。

冥想练习中，心可能会进入各种各样的宁静平和的状态，这些通常是令人困惑的或误导性的。一种超感官的喜乐体验，会随着那些较低层面的三摩地而来。一旦体验到，学生就出现一种幻想，以为最终的目标已经达成了。他会因此放弃进一步的修习。永远不要只满足于这些较低层面的体验，而应向着奥义书和其他宗教经典中所描绘的古代圣哲体验过的境界勇往直前。冥想是终身的修习，因为总有收获和学习的空间。

有时候，心安住在被错当成三摩地的一种静默、中性的平衡中，或者在深度冥想体验之后堕入麻木状态。这两种情形中都没有圆满的觉知；相反，心会变得迟钝，不堪使用。别被这两种状态误导。因为，当它们出现时，身体是轻盈的，心却是迟钝而非敏锐的。审慎地内省，并继续修习，有助于超越这些阶段。

一个聪明的学生，每日修习冥想，学会辨认心所历经的不同状态。而初学者可能有时觉得冥想是件沉闷乏味的事，但等到有所进步，对于心及其运作有了更多的了解，整个冥想体验就会变得非常吸引人。冥想越多，意味着对心的理解和控制越多。获得了对心的控制，内在灵性能量就会有相应的提升。

最后一个障碍，是所有冥想者都必须面对的。当所有其他障碍都被不辞辛劳、勇敢无畏地战胜了，所有内在的敌人也都被消灭了，修习者将面对某种似乎是巨大虚空的境地。冥想者同样必须穿越这个障碍。伴随着这个阶段的，是一种完全裸露的、孤单的压倒性感受。什么都看不到，什么也听不到。修习者超越了从他人那里获取安慰的阶段，直面必须完全依靠自己的处境。在这紧要关头须要保持临在。要汲取内在的力量和勇气，成功越向那最终的目标。

这章所讲的，是冥想的主要障碍。仔细研究和理解它们，能够帮助求道者做好准备去面对和战胜它们。不要浪费时间和精力。凭着勤奋和决心，人人都可以成为灵性巨人。冥想的道路上荆棘遍布，但每一个障碍都不过是一次挑战，以激励学生取得更高的成就。

冥想中的体验

MEDITATION AND MANTRAS

最后一章摘自悉瓦南达的《专注与冥想》。悉瓦南达大师描述的这些冥想体验，是他自己的；但由于传统以及真正的谦卑，他永远也不会承认自己曾经体验过这些境界。悉瓦南达总是从自己的体验出发来写作，他永远不会谈论自己还没有亲身体验过的事情，也永远不会用第一人称描写自己的体验。

冥想中的各种体验

1. 冥想伊始，各种颜色的光出现在前额前方，红的、白的、蓝的、绿的、红绿混合的，如此等等。它们是基本元素的光。每个元素都有自己的色调：地元素为黄色，水元素为白色，火元素为红色，风元素为绿色，空元素为蓝色。正是因为这些元素（Tattvas）才会出现这些颜色的光。

有时候冥想时在前额前方会出现一个大太阳或者月亮，或者好像闪电一样的闪光。别去理会这些现象。避开它们。试着深深潜入这些光的源头。

有时候仙人、圣哲、圣人会出现在冥想中。带着尊敬接受他们。向他们鞠躬。从他们那里获得建议。他们在你面前出现，是要帮助你，鼓励你。

冥想和专注伊始，你会在前额正中看见一道华丽闪烁的光。它会持续半分钟或者一分钟，然后消失。这光不是从上面放出，就是从侧面放出。有时候会看见一个直径 6 英寸或者 8 英寸的太阳，可能散发着光，也可能没有。你也会看到你的古鲁或者你敬拜的神的形象。

当你瞥见过真我之后，当你看到那炽热的光，当你经历了一些其他不同寻常的灵性体验时，不要因害怕而退缩。别放弃灵性修习。别把它们错当成幽灵。勇敢一点。带着喜悦大胆地往前进。

2. 你会做什么类型的梦？一早醒过来，或是单独在屋里，或者走在街上，你心里冒出来的都是什么样的念头？当你走在街上，你能否保持和守在屋内冥想时同样的心境？内省，密切地观照自己的心。如果一走上街头你的心就被扰乱了，那你还很弱，还未能在冥想上取得进步，还没有在灵性上获得成长。继续加油修习冥想吧。一个高阶的学生甚至在梦中也可以想到梵。

理解静默的力量。静默的力量无限殊胜于讲座、谈话、演讲和论述。主达克西那穆提（Dakshinamurti）通过静默教导了四个年轻人：桑那卡（Sanaka）、桑那达那（Sanandana）、桑那塔那（Sanatana）和桑那库玛拉（Sanatkumara）。静默就是神的语言。静默是内心的语言。静静地坐着，约束心的变动。静静地坐着，向整个世界发散出内在的灵性力量。整个宇宙都会受益。活在静默之中。成为静默。安住在静默中。了知真我，得自由。

当你早上坐着冥想的时候，向所有众生发送你的爱与和平：

愿众生得平安（Sarvesham Santir Bhavatu）。

愿众生得富足（Sarvesham Svasti Bhavatu）。

愿幸福遍及整个世界（Lokah Samastah Sukhino Bhavantu）。

在平静之中，一切痛苦都被摧毁了；因为头脑平静的话，智力很快也就稳定了。当获得了头脑的平静，对感官对象的渴望就不复存在了。瑜伽士圆满地掌握了他的理性。智力安住在真我之中。它相当稳定。身心的痛苦结束了。

在冥想中，你会对时间没有概念。你不会听到任何声音。你会对所处环境浑然不觉。你会忘记自己的名字以及和其他人的种种关系。你会享受平静与喜乐。慢慢地，你会安住在三摩地中。

一开始，修习者会在喜乐的状态中停留一阵子。然后他又会出来。通过持续不断地修习冥想，他会持续一直保持在那个至高的状态。然后，身体的概念就会完全消逝。

当你进入深度冥想，你会对自己的身体或周遭没有意识，你会拥有心的平静。你不会听到任何声音。上行和下行的感官知觉会停止。自我意识也会逐渐消逝。你会体验到无法解释的喜悦和无法言说的幸福。逐渐地，推理和反思也会停止。

当你经由深度冥想而进入静默，外在世界和你所有的烦恼都会散去。你会享有至上的平静。这静默之中，是光中的无上之光。这静默之中，是不朽的喜乐。这静默之中，是真正的力量和喜悦。

当你严格地修习冥想时，没有吸气（Puraka）、没有呼气（Rechaka）的自然悬息（Kevala Kumbhaka）自会来临。当自然的悬息来临时，你将享有浩瀚无边的平静，你将拥有专注于一的心。

一个人如果履行经典中描述的职责，做到无私，并且努力领悟那至上的梵；那在他面前，那些与灵魂及其他超然事物相关的圣哲们会显化自己的视像。

在深度冥想中，修习者首先会忘记外部的世界，然后会忘记身体。在冥想中会感觉自己向上升起，那是你超越身体意识的信号。当你体会这种感受时，也会感受到一种殊胜的喜乐。一开始这种上升的感觉只会持续一分钟。一分钟以后，你会感觉自己又回到了正常的意识之中。

你会在冥想中享有一种无法描述的、更高级别的平静。但要获得真实的灵性体验，或者将心融入你选定的冥想对象（Lakshya，拉克西亚），或者是完全超越身体意识，都需要很长的时间。耐心点。坚持下去。你终会成功。

对于觉悟的灵魂，宇宙意识的达成是永恒的。一开始它像是灵光一现。而通过稳定的冥想，它就会成为永久的或自然的。

3. 专注是将心安放在任意一点，这一点可以是内在的也可以是外在的。在冥想的过程中，心变得平静、安详和稳定。心的各种思维射线被集中起来，聚焦于冥想对象之上。心集中在选定的冥想对象之上，就不再摇摆。一个念头占据着心。整个心的能量都会专注在那一个念头之上。感官静止下来。它们不再作用。有深度冥想，就没有对身体和周遭的意识。善于专注的人，可以在一刹那就非常清晰地观想到神的模样。

别试图去驱走那些不重要的念头。你越是努力，它们就越是要来，而且还越带劲。你会消耗自己的能量。淡然处之。用神圣的念头充满你的心。它们就会逐渐消逝。

当你冥想时，诸如愤怒、妒忌、仇恨等所有心的波动，都会呈现为更精微的形式。它们会变弱。应该通过三摩地，即与神的喜乐融合，全部根除它们。只有那样你才会足够安全。心蛰伏的波动将等待机会，以更深、更广的形式出现。你应该非常小心警惕。

当冥想变得深入时，你会失去身体意识。你会觉得身体没有了。你会体会到巨大的喜悦。精神意识仍然存在。有些人会失去对双腿的知觉，然后是脊柱、后背、躯干以及双手。当这些部位失去知觉，他们会感觉到头悬在空中。心可能会想赶快跑回体内。

不要把一小点专注或者聚焦于一的心与三摩地相混淆。你别仅仅由于一点专注而略微超越身体知觉，就认为已经获得三摩地了。

三摩地，或者说超意识状态，是一个人通过冥想可以达到的最高目标。它不是做一点练习就能获得的。要达到三摩地，一个人要严格地守独身戒，约束饮食，必须内心纯净。如果这些都没有做到，也就不可能达到那种境界。这些前提条件应该被好好领会，然后才可以试着进入三摩地之门。除非真正虔诚于神，不然没人能进入三摩地。否则，所谓的三摩地对他而言其实就只不过是麻木而已。

三摩地的状态，无法用语言描述。没有任何方式或者语言可以表达它。即使在世俗的体验中，你不能向一个从未尝过苹果的人描述苹果的味道，或者向一个盲人解释色彩是什么。那种境界是全然的喜乐、喜悦和平静。可以说的只有这么多。得自己去感受。

当你练习冥想时，世俗的念头、渴望和倾向性（Vasanas）

都被抑制住了。如果你的冥想不规律，而且离欲心衰减，它们就会试图再度显现。它们会顽固抵抗。因此，冥想练习要规律，深度的灵性修习要多做，要培养更多的离欲心。它们会逐渐变弱，最终被摧毁。

通过冥想，你可以涉过这狂暴的世俗之海。冥想将拯救你于所有的悲苦。因此，规律地练习冥想吧。

内在之声

内在的声音（或者说旋律），是瑜伽士在冥想周期之始听到的神秘之音。这个主题被称为探索神秘之音（Nada-Anusandhana）。这是调息法练习带来气脉净化的信号。通过念诵阿佳帕盖娅曲曼陀罗“Hamsah Soham”十万遍，也能听到这声音。这些声音是在右耳听到的，双耳堵不堵上都可以。堵上双耳时，这些声音是独特的。两只大拇指在结约尼印的过程中放入双耳，来堵上耳朵。行莲花坐或至善坐，用左右大拇指堵上双耳，聚精会神地聆听这些声音。有时，你也能从左耳听到一些声音。练习只从右耳听。为什么只从右耳听，或者为什么通过右耳听得清楚？因为阳脉（右脉）在鼻子的右侧。内在之声也称唵卡拉-德瓦瑞（Omkara Dhvani）。它因普拉那在内心的振动而起。

十种声音

听到的声音（Nada）有十种。首先是奇尼（Chini）；第二是奇尼-奇尼（Chini-Chini）；第三是铃铛声；第四是海螺声；第五是鲁特琴（Tantri）声；第六是钹声（Tala）；第七是笛声；

第八是鼓声（Bheri）；第九是印度的双鼓（Mridanga）声；第十是雨云发出的声音，也就是雷声。

要想登上这神秘之音阶梯的上层，就得以七种方式听到你内在之神（至高真我）的声音。首先是像夜莺般甜美的嗓音，唱诵一首别离伴侣的歌。第二是五智如来（Dhyanis）的银钹声，唤醒闪烁的星辰。下一个是一个被禁闭在贝壳里的海洋之灵有旋律的哀鸣。这之后，是维纳琴的咏唱。第五个声音是竹笛在你耳朵里尖叫。接下去变成震天号角。最后一个声音像雷云沉闷的隆隆声。第七个声音会吞没其他所有声音。它们平息下来，然后就什么也听不到了。

冥想中的光

在冥想过程中，由于专注的原因，各种类型的光会显现出来。一开始，针头大小的明亮的白光点会出现在前额第三眼（Trikuti）的地方，也就是双眉之间，大约对应精身的眉间轮。眼睛闭上时，你会注意到不同颜色的光——白的、黄的、红的、烟熏色的、蓝的、绿的、混色的，闪耀着，如同闪电般，像火，像燃烧的木炭，像萤火虫，像日月星辰。这些光出现在精神空间（Chidakasa）之中。这些都是基本元素的光。每种元素都有自己独特的颜色。基本元素地元素为黄色的光，水元素为白色的光，火元素为红色的光，风元素为烟熏色的光，空元素则为蓝色的光。黄光和白光很常见。红光和蓝光极少被注意到。白光和黄光的组合出现频繁。一开始，白色的小光球悬浮在第三眼之前。当你刚开始观察到时，可以肯定的是，你的心正变得更稳，专注也正变得更加深入。几个月后，光点将会变大，你会看到一团灿烂的白光，比太阳还大。一开始，这些光会不太稳定。它们出现，又瞬间消失。它们从前额之上和两侧突然闪亮。它们带来一种极度喜悦与幸福的奇特感觉，而且你会有一种强烈地想要看见这些光的欲望。当你稳定地、系统地在早晨练习2—3个小时，晚上练习2—3个小时，这些光就会更频繁地出现，并且会长时间地保持稳定。看见光是灵性修习中一个巨大的鼓励。它推动着你稳定地坚持冥想。它也让你对超物质的事物有强大的信念。光的出现意味着你正在超越身体意识。光出现时，你处于半意识状态，在两个层界之间。光出现时，一定不要摇晃身体。你必须完美地稳定于体式之中。你的呼吸必须非常非常缓慢。

脸上三角形（的光）

对饮食有节制，对愤怒有控制，放下了一切俗世眷恋，降伏了激情，克服了所有相对性（如冷和热等），放弃了我见，不祝福别人也不从别人那里获取任何东西，这样一个人，会在冥想中获得脸上的（三角形）。

中脉之光

“冥想那超越所有悲伤的光耀之物，便可获得三摩地。”（帕坦伽利《瑜伽经》第一章第36节）

有时，在冥想中你会看到一道明亮耀眼的光。你会发现要凝视这道光很难。你不得不将内视撤离这道光。这道耀眼的光是从心里中脉（即中心灵性通道）处发出的。

光中之相

你会看到两种形象：1）光的形象；2）具身的形象。你会看到你的择神或者说守护神，他戴着各种贵重的饰品、鲜花和花环，有四只手，拿着武器。圣人、圣哲等显现到你面前来激励你。你会发现许多神和天女，手持各种各样的乐器。你会看到美丽的花园、精美的宫殿、河流、山脉以及金色的寺庙，景色迷人，宛如画卷，无法尽述。

耀眼的光

有时，冥想中，你会看到极强的耀眼光芒，甚至胜于太阳。它们是白色的。一开始，它们来去迅速。后来，它们会变得稳定。基于专注的程度和强度，可以一连10—15分钟，或者半小时固定不动。那些专注在第三眼，也就是眉心的人，光会出现在前额第三眼的位置；那些专注于头顶的顶轮的人，光会出现在头顶。有时这光是如此耀眼，你不得不让自己不再去看它，并停止冥想。有些人感到害怕，不知如何是好，不知道怎样继续。他们来找我指导。我告诉他们，这是一种迄今为止他们还未体验过的新知觉。通过持续的修习，心投入专注，会习惯这知觉，恐惧感会消失。我请他们继续修习。有些人专注在心间，有些人专注在眉心，有些人专注在头顶。这只是个人喜好的问题。专注在第三眼比较容易控制心。如果你习惯了专注于第三眼，那就一直坚持下去。不要经常变来变去。稳定非常必要。在冥想的早期阶段，你所触及的存在和物品，都属于意气层界。他们和人类相似，只是缺了一副皮囊。他们和人类一样，有欲望、渴求、爱、恨等。他们有精身，可以自由移动。他们可以显化，可以无形化，可以分身，对较低层面有透视力。光辉的形象是精神层面或者说更高层面的神尊降临，以鼓励你。各种萨克谛会呈现出光辉的形象。敬慕之。崇拜之。一看到，就在心里敬拜。天使是精神层面或者更高层面的存在。他们也会出现在你的内眼之前。

有时，当你感觉到无形的助力，将你从粗身推入新的层界时，那可能来自你的择神。那无形的力量辅助你与粗身分离，以超越身体意识。你得小心注意所有这些运作。

别浪费时间盯着这些视像看。这不过是奇异之事。这些都是鼓励，让你确信超物质、超自然的实相的存在，梵的切实存在。把这些画面扔到一边。专注在选定的冥想对象之上。向前推进。认真而又充满活力地前进。

一旦你休息入睡，这些光会自动显现，完全无须费力。就在你将要超越身体意识之时，就在你昏昏欲睡之时，不用你做任何努力，这些光就会出现。在清晨你起床之前也是，在过渡阶段，半睡半醒时，这些光又会自己出现，你不必做任何努力。

有时，在冥想中，你会看见无边无垠的蓝天，超凡缥缈的空间。你会看到自己是这蓝色的空间中的一个黑点。你的形象有时会出现在光的中央。有时你会注意到光中高速振动、旋转的粒子。你会看到物质的形象，人的形象——孩子、女人、男子、留着大胡子的圣人，以及光的形象。这些视像可能是主观的，也可能是客观的；可能是你自己的心的反应，也可能是更精微物质层界的实相。宇宙由不同密度等级的物质层界组成。不同程度的有韵律的元素振动，会形成各种层界。每个层界都有其存在及事物。你看到的视像可能是这些存在或事物。它们也完全可能是想象的。它们可能是你自己强烈思维的结晶。你必须在瑜伽修习中去辨明。自始至终，你都必须运用理性和常识。

习练者的神秘体验

“大约三年前，我在太阳神经丛附近，有过一些特别的觉知。也就是说，我注意到有一种飞轮旋转时的涡流般的觉知。然后我看到了一些特别的景象。我的肉眼可以看见一种白色或者蓝色的光，环绕在人的头部和建筑物表面。白天当我凝视开放、宽阔的天空时，我注意到一种像虫子一样的白光，到处移动。在办公室专心工作时，白色的亮光闪过我的眼睛。有时在我的书上也能看到小光点。这给了我一种特别的喜悦，我于是开始了“荣耀主罗摩”的唱诵：“Sri Ram，Jaya Ram，Jaya Jaya Ram.”。现在，当我骑自行车去办公室的时候，会看到一个圆圆的光球，一直伴我到达办公室才消失。当我凝视美丽的天空（Akasa）时，常常会发生同样的情况。”……“S”

“我在甘戈特里（Gangotri）冥想了一个月，每日五个小时。一天，我有两个小时感到情绪非常低落。我完全无法平静。我发现要承受这种沮丧的情绪很困难，于是就坐在恒河岸边，开始冥思圣雄甘地。这给了我慰藉。过了几天我坐着冥想了一个半小时罗摩占陀罗（Sri Ramachandra）。这有属性的冥想自动地转化成了无属性的。我有十分钟感到了圆满的平静。我的心完全投入到了 OM 的冥想之中。这持续了半小时。一天，我经历了不同类型的体验。冥想后，我睁开眼睛。在没有借助思考的情况下，我视一切如梵。一整天我都保持着这样的心境。那天一位独身者跟我说了一个小时话，我只是听着而已，但心没有参与。它保持着同样的心境。他的话我甚至一个字都回想不起来了。

“另一次我冥想了半个小时。我有一种非常狂喜的心情。但由于一些外界声音的干扰，那种狂喜的心情低落了下来。我再次开始冥想，在我的心底看到了一道美丽的光。这光一消失，我就开始无意识地哭泣。有人来了，他叫了我的名字，我却什么也不知道。他摇晃了我的身体，我停止哭泣了一小会儿，看着他的脸，又再次哭了 25 分钟。”……“V”

“作为第一次的尝试，我从 1932 年 2 月 26 日到 1932 年 3 月 4 日保持静默。

“错误：偶尔我不得不用姿势表达我的想法。最近三天我心不在焉地发出‘是的’‘够了’‘什么’这样的声音。我有种下巴似乎在痛的幻觉。我对于说话非常好奇。

“收获：我可以做更多工作、阅读、佳帕和冥想，持续时间比平时更长。不到午夜我无法入睡。午夜前一直都文思泉涌。没有空闲生气和发怒。我什么也记不住。我试图背下几小节经典，但无法做到。这是由于我习惯了大声说一两次。”……“Ram”

“我练习了一个月的调息法，然后开始听到一些甜美的旋律，比如笛声、小提琴声、铃声、双鼓声、串铃声、海螺声、鼓声、雷声。有时只有右耳听得见，有时双耳都听得见。”……“N”

“我曾在专注的过程中闻到殊胜的甜美芳香和好闻的气味。”……“R”

“我曾在冥想中看到第三眼处有一个耀眼的太阳、很灿烂的光和闪烁的星辰。视像完全不稳定。”……“G”

“我曾在专注的过程中，在第三眼处看到一些圣人的形象。

我曾看到我的择神，主克里希那手拿笛子。”……“S”

“冥想的过程中，有时我会在第三眼处看见彩色的光——红色、绿色、蓝色和白色的光。有时我会看到广袤的蓝天。我自己以一个点的形式出现在那蓝天中。”……“V”

“冥想的过程中，我会看到一些男神、女神，他们身体光辉灿烂，饰物华美。”……“R”

“有时，在冥想的过程中我会看到只有一个巨大的虚空。”……“T”

“专注的过程中，我曾经在一道很大的光中央看到了自己的脸。我也曾看到过朋友的面容。我能清楚地认出他们。”……“R”

“我曾经在坐着冥想时，感觉到一道电流，从我的海底轮传到脖子后侧。甚至在平常的时候，我也曾有这样的感觉。”……“K”

“冥想的过程中，一些长相可怕、极其丑陋、有着黑色长牙的灵异体曾经威胁我。但它们没有造成任何伤害。”……“A”

“以前，当我坐着冥想时，我的双腿和双手会抽搐。有时我的身体会从一个地方跳到另一个地方。”……“M”

“在冥想的过程中，我曾经看见过宫殿般的建筑、河流、高山和花园。”……“S”

“我曾经睁着眼睛冥想。一天晚上我看见面前有一道亮光。光的中央，我看见克里希那手持笛子。我的头发都竖起来了。我说不出话来。我被敬畏和惊奇击中了。那是在凌晨3点。”……“S”

“一天我进入了深度冥想。我真的将自己和粗身分离了开来。实际上，我看见粗身像蜕皮一样被扔下。我浮在空中。我有一种特别的觉知，混合着极度的喜悦和恐惧。我只在空中待了几分钟。由于巨大的恐惧，我突然就回到了身体中。带着一种特别的感觉，我慢慢滑回了粗身中。那体验太令人激动了。”…… “S”

乌达拉卡的体验

由于心像猴子般快速地从一个感官对象跳向另一个，圣哲乌达拉卡（Uddalaka）无法掌握三摩地，而这三摩地会引导一个人进入实相的喜乐之境。他以莲花坐姿坐好，高声唱诵普拉那瓦（Praanava），即 OM，然后开始冥想。

他强行控制自己的心。很艰难地，他将感官与其对象分离开来。他完全将自己与所有外界对象分离开来。他关闭了身体的各个入口。他将心固定于心间。他的心不再有任何摇摆。他摧毁了所有外物的念头，正如一位武士用剑杀死了那些一再反对他的仇敌。

他看到面前有一道亮光。他驱散了妄念。他历经了黑暗、光明、睡眠和痴迷的阶段，最终达成了无余依三摩地（Nirvikalpa Samadhi），获得了圆满的平静。六个月后，他从三摩地中走了出来。他在深度三摩地中一坐就是几天、几个月甚至几年，然后才醒来。

冥想时分

梵、真我、原人、查檀亚、意识、神、阿特曼、不朽、自由、圆满、和平、喜乐、布玛（Bhuma）、无限，这些都是同义词。你只要实现真我领悟，就会脱离生死轮回以及相关的各种罪恶。生命的目的，是获得最终的至福，或者说解脱（Moksha）。内心可以通过无私的服务、佳帕等变得纯净而稳定，而解脱可以通过持续地内心冥想来获得。

实相或梵可以被人觉悟。许多人已经实现了真我领悟。许多人已经进入了无余依三摩地。商羯罗、达塔特瑞亚(Dattatreya)、曼苏尔（Mansoor）、沙姆士·大不里士（Shams Tabriez）、耶稣和佛陀，都是觉悟了的灵魂，对宇宙实相或者真理有直接的感知。但是了悟真相的人却没有办法把它传递出来。即使是通过人人都有的五官获得的知识，也无法传递给别人。你无法告诉一个从没吃过糖的人糖是什么滋味；你无法跟一个天生的盲人沟通关于色彩的种种。老师所能做的就是告诉弟子了解真相的方法，或者指明通往直觉能力的道路。

有些迹象表明你在冥想和靠近神方面有所成长。世界对你毫无吸引力。感官对象不再能诱惑到你。你会变得无欲，无畏，无我，无“我的”。对身体的执着会逐渐减少。你会不再有这些念头：“她是我的妻子。”“他是我的儿子。”“这是我的房子。”你会感到一切都是神的显化。你会在万物之中都看到神。

身心将变为光。你会总是欢喜和幸福。主之名将永挂你的唇边。心将被永系于主的莲花足下。心将永远产生主的形象。它会永远看到主的样子。你会确实感到纯净、光、喜乐、真知和神圣的爱一直从主流淌向你，注满你的心房。

你不会有身体意识。即使有，那也会是一种心理记忆的形式。一个醉汉也许不会全然意识到他穿着衣服。他也许会觉得有些什么东西松松地挂在身上。虽然如此，你会有一种身体的感觉。你会感到有什么东西黏着你，就像一件松垮垮的衣服，或一双松垮垮的鞋子。

性对你也没了吸引力。你不会有性的想法。异性对你来说就是主的显化。钱和金子对你来说就像一块块石头。你会对一切众生都有强烈的爱。你会绝对免于肉欲、贪婪、愤怒、忌妒、傲慢、错觉等的束缚。即使人家侮辱你、揍你、迫害你，你也会保持一颗平静的心。你不再受到打扰的原因就是你从那内在的安住者或者说主那儿获得了巨大的灵性力量。苦或乐、成或败、荣或辱、敬或慢、得或失，对你都一样。

即使在梦里，你也与主同在。你不会再看到任何世俗的画面。

一开始你会和主交谈。你会看到他的具象。当你的意识变得宇宙化，对话将会停止。你会享受静默的语言，或者说内心的语言。你会从维卡瑞，即口头说话，进入精微的声音形式，并最终安住在无声的唵卡拉（Omkara）或者说无声的梵之中。

无执、明辨、宁静、自我约束、专注于一、非暴力、真实、纯净、容忍、坚韧、耐心、宽恕、不怒、服务的精神、牺牲，爱众生，都将是你习惯性的品质。你会成为宇宙之友，成为施予者。

在冥想的过程中，你不再有时间的概念。你会听不到任何声音。你也不知道周围的环境如何。你会忘记自己的名字以及和别人的各种关系。你会享受圆满的平静和喜乐。逐渐地，你将安住于三摩地。

三摩地是一种无法描述的境界。它超越了心和言语的范畴。在三摩地或超意识状态中，冥想者会失去个体性，与那至上的真我同一。他变成喜乐、平静与真知的化身。能说的只有这么多了。你得通过持续的冥想自己去体验它。

知足、心境淡定、欢欣、耐心、排泄物减少、嗓音甜美、冥想练习热切而稳定、厌恶世俗的繁华或成功以及人际来往，想要在一个安静的房间里单独待着或隐居，想要跟苦行僧和桑雅士交往，心专注于一，这些迹象，表示你变得越来越纯净，正在灵性道路上取得成就。

在冥想的过程中，你会听到各种内在的声音：铃声、定音鼓声、雷声、海螺的声音、维纳琴声或笛声、蜜蜂嗡嗡的声音等。这些声音中的任何一种都可以让心安定。这也会将你带至三摩地。你会在冥想的过程中看见各种颜色和光。这些不是目标。你得要将心融入这些光和色的源头。

行走在遵循吠檀多之路上的学生不会理睬这些声音和光。通过排除一切相，他冥想奥义书里伟大话语的含义。“在那里，太阳都不闪耀了，月亮和星辰也是，闪电也不闪耀了，更别说火了。当他发光时，万物随之闪耀；因其光芒，日月星辰等等所有这些才闪耀。”他也这样冥想：“在那儿，风不吹。在那儿，火不烧。在同质的实质之中，无声、无触、无味、无色、无心、无气。我是喜乐的湿婆，我是喜乐的湿婆。”

在世俗的战场上，做个灵性的英雄。做个勇敢、顽强的灵性战士。与心、感官、习性和印迹的内在战争，比外在的战争更可怕。勇敢地和心、感官、不好的习性、渴望、思想波动以及印迹战斗。用自我参问的机枪把心一下子轰开。深潜内在，把念诵 OM 或 Soham 的佳帕练习作为鱼雷或潜水艇，以此摧毁激情、贪婪、仇恨、傲慢和妒忌的暗流。神在心中，这是助你高飞的飞机！一飞冲天，飞翔在真我喜乐的高空。用唱诵 OM 这颗“水雷”，破除潜藏在潜意识心海中的习性。有时候开出明辨的“坦克”，碾碎你的十个敌人，也就是那涌动的十大感官。开创你的神圣联盟，和强大的盟军——无执、坚韧、忍耐、宁静和自我约束交朋友，去进攻你的宿敌——心。扔出“我即湿婆”（Sivoham Bhavana）的炸弹，去炸毁身体这座大厦，去消除“我是身体”“我是行动者”“我是享有者”这些想法。大量释放“纯净”的毒气，以快速摧毁你的内敌——激情和无明。熄灭所有感官对象的灯，以摧毁各种念头或幻想，让“心”断电，这样这个宿敌就不再有能力攻击你了。用专注于一（Samadhana）这把刺刀，与你的宿敌——“心”近身搏斗，去获得无价之宝或者说原子之珠。三摩地的喜悦、解脱的喜乐、涅槃的平静，现在都是你的了，无论你是谁，无论你生在何方。不管你的往世或历史如何，完成你的救赎吧。噢，挚爱的罗摩，有了这些方法的帮助，现在就获得胜利吧！就在此时此刻！

神的视像

有时你会看到一片巨大的金色亮光。在光中，你会见到你的择神就在面前。有时你会看到你自己在光里。你会看到四周都是金色的光。

你可能看到你的择神高大如山，闪耀如日。你可能在吃饭、喝水以及工作中都看到这个形象。当你享有这一视像带来的喜乐时，会吃不出食物的味道。你会只是吞咽食物。你会听到持续不断的维纳琴声。你可能看到太阳耀眼的光芒。

假如你有规律地修习冥想，你冥想的对象会更快地来到你的面前。你会感到自己似乎被冥想的对象盖住了。你会看到整个空间都被照亮了。有时你会体验到铃声叮当作响。你会感到灵魂内在的平静。

你会看到各种美丽的色彩。有时你会看见一个景色迷人的美丽花园。有时你会看到圣人和圣哲。满月和新月、太阳和星辰，会出现。你会在墙上看到光。

当你获得这些体验，当你看到这些视像，你会感到难以言表的殊胜喜乐。别错误地满足于此。别以为自己这就已经获得了最高的证悟，就停下灵性的修习和冥想。别过于看重这些视像。你只是达成了专注的第一阶。最高的证悟目标是永恒的静默或者说至上的平静。当一切念头都止息，你就与那至上的真我完全等同了。

修习佳帕、调息法和冥想的人，会感觉到身体的轻盈。激情和惰性减少了。身体变得轻盈。

冥想中，特别是当生命之气变得缓慢，向外的振动使心从与主的融合中下降到身体意识的层面时，抽搐会发生。

通过佳帕、唱诵、冥想和调息法的练习，心变得非常精微。思考的力量也会得到发展。

你会在冥想过程中听到美妙的有韵律的 OM 之声。你会看到你古鲁的形象。

愿你通过持续的冥想，获得最终的至福，或者说那不可言喻的、永恒辉煌的、永久喜乐的梵之座。

分离的感受

在修习的过程中，有一天你会感受到自己和自己身体的分离。你会有无限的喜悦感，混合着恐惧；喜悦来自拥有新的、轻盈的精身；恐惧来源于进入一个陌生的未知层面。最初，在新的层面上，新的意识非常初级，就像才来到这个世界八天或十天刚刚睁开眼睛的小狗一样。你会只是感到自己的身体轻飘飘的，会感知到一个旋转、振动、有限的精微世界，它散发着金色的光，有物体，有生命，等等。你可能会感觉到自己在空中旋转或飘浮，也因此会害怕掉下来。

你永远都不会掉下来；但新的微妙体验在一开始会引发新奇的感受和知觉。你是如何离开身体的，这在最初是未知的。当你完全分离时，你会感到突然一惊；当你进入新的层面，有时周遭是蓝色空间，有时光明（Prakasha）混合着黑暗，有时又是极度明亮的金黄色光芒漫射。这种新的喜悦无法用言语表达和形容。你得自己亲身感受和体验（Anubhava）。说食不饱，你得自己吃才行。你不知道自己是怎么离开身体的，但你会完全觉知到自己是怎么回来的。你会柔和地感受到，好像自己在一个非常光滑的表面滑动；好像自己带着轻飘飘的身体，滑顺轻柔地穿过一整根细小的管子。你会有一种缥缈的感觉。就像空气透过窗缝进来，你带着新的精身进入了粗身。我认为我已经把整个过程说清楚了。回到粗身后，你能明显地区分在粗显层面和精微层面的生活。你会强烈地渴望再次获得新的意识，并想永远待在那个状态。你还没有能力在新的层面停留超过三五分钟，或十分钟。更进一步地说，在一开始，你几乎不能只凭单纯的意愿，就随意离开肉体。通过努力，在萨达那的过程中，你可以在一个月之后偶尔做到和肉体分离。如果带着耐心、毅力、坚定，努力前行，你就会有能力随意离开身体，并且带着新的精身在新的层面上待上更长的时间。你没有与这个身体认同的危险。只有当你可以任意离开身体时，只有当你可以在新的层面停留两三个小时的时候，你才算成功。那时你的处境才是非常安全的，否则就还不够安全。实践止语，也就是静默、独处、独居的誓言，是到达这一终点的必要条件。如果所处情境妨碍你止语，那就严格地避免长时间的交谈、吹牛、说大话，以及所有不必要的交谈、各种虚荣的讨论等等，并尽可能地从俗世社会中抽离。太多交谈绝对只是浪费能量。如果能量通过止语得以储存起来，就会被转化成奥伽斯，或者说灵性能量。这是在灵性修习中会有助于你的能量。根据《察汗多雅奥义书》（*Chhandogya Upanishad*），讲话是充满了光的发言（Tejomaya Vak）。火元素粗显的部分组成了骨头，中间的部分形成了骨髓；而精微的部分就形成了话语。所以，讲话是一种非常强大的能量。记住，记住，永远记住这一点。实践止语三个月、六个月或一年。如果你无法持续不断地坚持几个月，那就像圣雄甘地那样，一周止语一天。你必须从像克里希那·阿施如姆·马哈如吉（Sri Krishna Ashramji Maharaj）那样的圣雄那里汲取灵感。他现在生活在喜马拉雅山脉的苦寒之地。那是靠近恒河的源头甘戈特里的地方。许多年来，他都保持着绝对的裸体。他在遵守卡斯塔默那（Kashta Mowna）——多年里严格保持止语的一种誓言，在其中，你不与他人沟通，即使用书写或手势也不行。为什么你不也成为广为人知而又充满荣耀的克里希那·阿施如姆呢？持续、艰苦的练习之后，你将有能力频繁地从粗身分离。习惯已经形成。一旦你让念头安静下来，让心平静下来，从身体滑脱的习惯就会自动运作。那时就不会再有任何困难。心会进入新的“凹痕”，呈现在一个新的阶段或平台上。

精身漫游

仅仅通过意愿，你就可以用精身旅行到任意一处（即精身旅行，精身漫游），然后，在那里通过从私我意识（Asmita，或 Ahamkara）或者宇宙仓库——元素之海中汲取必要的材料，就能具象显化。尽管对于有着多种情绪、激情和执着的世俗可怜之人来说，这似乎很了不得；但对知道原理、各种操作细节及技巧的神秘学家和瑜伽士来说，其过程则非常简单。对那些可以通过精身运作的人来说，读心术、思想传递也很容易做到。聚焦的思维射线可以穿越实墙，就像 X 射线穿过骨头一样。

回溯

首先，你将自己同身体分离；然后，你认同于心，再然后，你用这精身在意气层面运作，就像你在物质层面做的一样。通过专注，你超越身体意识；通过冥想，你超越心；而最终通过三摩地，你与梵合一。这些是达成最终至福的三个重要的内在灵性修习（Antaranga Sadhanas）。

宇宙意识

这一至高、喜乐的体验来自直觉或三摩地。较低的心从外部的客观世界中抽离。感官被摄回心中。个体之心与宇宙之心合一，而这宇宙之心也被称作金胎（Hiranyagarbha）、超灵、宇宙灵魂、那唯一共同的灵魂。智力，客观的头脑以及感官，这些功能都中止了。瑜伽士成了活着的灵魂，通过他全新的神圣的直觉之眼（或者说慧眼）看清一切事物的生命。

宇宙意识的境界宏大而崇高。无法描述。与宇宙意识相遇后折回，心和语言都备感受挫，因为它们无法把握和描述它。语言和文字是不完美的。宇宙意识使人产生敬畏、无上的喜悦和最高的纯粹幸福，免于痛苦、悲伤和恐惧。这是神圣的体验。这是因果世界（Karana Jagat）的示现。在那里可以直接证悟到各种原型。

圣人商羯罗、达塔特瑞亚、沙姆士·大不里士、玛达拉撒（Madalasa）、耶若婆佉（Yajnvalkya）、罗摩·达斯 （Ram Das）、菟期·达斯（Tulsi Das）、卡比尔（Kabir）、密那氏（Mira）、耶稣、佛陀、先知穆罕默德、先知琐罗亚斯德（Zoroaster），他们都体验过宇宙意识。

体验过宇宙意识的瑜伽士会获得许多种悉地神通。《圣典薄伽瓦谭》和帕坦伽利《瑜伽经》对此都有描述。

阿周那、桑佳亚和雅首达曾有过宇宙意识的体验。雅首达在年幼的克里希那的嘴巴里看到了整个宇宙。

《薄伽梵歌》通过阿周那之口，这样描述了宇宙意识的境界：“万能的主有很多张嘴巴和很多双眼睛，长臂，无数的腿脚，胸膛巨大，长着许多可怕的牙齿，光芒四射。他顶天而立，虹彩缤纷，身体每一面都有张开的大嘴和闪亮的巨眼，都在吞咽。他还有烈焰般的红舌，他用舌舔起人类，吞进大嘴，那嘴里长着巨牙，看着极其可怕。一些人被卡在牙缝间，他们的头会被碾碎成末。”

在法国，伯格森（Bergson）教授主张直觉超越推理，但并不与推理矛盾。

新的体验赋予了新的觉悟。这把体验者置于了一个新的存在层面之上。有一种无法描述的欢欣和无法言说的喜悦、喜乐。他体验到一种共同性，一种对永恒生命的意识。这不仅仅是信念。他实际感觉到了。他的天眼打开了。

个体灵魂的时期已然不再。那个小“我”已然融化。那个制造分裂的分别心已然消逝。所有的障碍，所有的二元感、不同感、分离感，都消失了。不再有时间和空间的概念。唯有永恒。关于种姓、宗派和肤色的概念现在都消失了。他有一种万事皆如愿以偿的感觉（Apta-Kama）。他感觉到，“我没有什么再需要知道的”。对于真知和直觉的超意识层面，他有着完全的觉知。他知道整个创造的秘密。他无所不知。他是创造的所有细节的知悉者（Sarva-Vit）。

绝对的无畏、无欲、无念、无我、无“我的”、无嗔，以及脸上呈现梵光，是这个人已经达成了超意识状态的一些征兆。他也总是在圆满的喜乐状态之中。你永远不可能在他脸上看到愤怒、抑郁、不开心和悲伤。在他身边，你会获得提升、喜悦与平静。

宇宙意识是对生命合一的圆满觉知。瑜伽士感到宇宙由那同一个生命充满。实际上他觉得并不存在盲目的力量或者死物这样的东西，一切都充满了生机。这也是科学家博斯（Bose）的体验。他的实验在某种程度上也印证了这一点。

有宇宙意识的人，会感到宇宙都是他的。他与那至上的主是同一的。他与宇宙真知和生命是同一的。他体验到的喜乐和喜悦超越了头脑的理解和语言的描述。在获得启示或极大的灵性升华之时，他看得到神圣的宇宙实相。他意识到自己与神同在。他看见了神脸上的光。他已经超越了普通的意识层面。他到达了更高的意识状态。他拥有了宇宙性或普世性的理解力。他已经发展出了宇宙感。人的灵魂彻底变革了。

他不担心死亡或将来，不担心此身过后会怎样。他与那永恒、无限和不朽是合一的！

开悟时，喜悦的闸门被打开了。各种难以描述的狂喜波动，令瑜伽士应接不暇。喜乐、不朽、永恒、真相、神圣的爱，成为他存在的核心，他生命的精髓，唯一可能的实相。他认识到那深刻的、永久不断的喜悦之泉存在于每一颗心中，那永恒的生命是一切存在的基底，而这永恒的，拥抱一切、包容一切的爱，包裹、支持和引导着创造的每一颗粒子、每一颗原子。现在，罪恶、悲伤、死亡对他来说都只是没有意义的文字。他感受到那生命的圣水、那永恒的甘露，在他的血脉中流淌。

他不再感到对食物或睡眠的需要。他绝对地无欲，外貌和举止上有极大的改变。他的脸上闪耀着光辉，双眼富有光泽，它们是喜悦和喜乐的碧源。他感到整个世界都沐浴在令人满足的爱或者说不朽喜乐的大海之中，而这爱、这喜乐正是生命的精髓。

整个世界都是他的家。他在任何地方都不会感到陌生或疏远。那些他从未见过的大山、遥远的地方，都如同他自家的山山水水，如同他幼时的家一般。他感到整个世界都是他的身体，而所有的手、所有的脚，都是他的。

他不知疲惫。他的工作就像小孩的玩耍，开心、无忧。在任何地方，他都只看见神。椅子、桌子、树都有宇宙意义。有时他的呼吸会完全停止。他体验到绝对的平静。时间和空间都消逝了。

宇宙意识是所有男女与生俱来的、天生的才能。要唤醒这个意识，训练和戒律是必要的。它已然存在于人的内在。只是由于无明的力量，在大多数人身上它都是不活跃、不运作的。

通过亲近圣人、纯净、爱、虔诚和真知，愿你们都获得宇宙意识。它是你与生俱来的权利、你的中心、你的理想和目标！

喜乐的体验

当私我和心消融，三摩地或者说喜乐的神性体验就会产生。这是得靠人自身努力获得的境界。它是没有限制、没有分割的，是无限的，是一种存在的体验，一种纯粹意识的体验。当这种体验被领悟到，头脑、欲望、行动，以及悲喜的感觉，都会没入虚空。

带着一颗纯净的心，规律地练习冥想，终极真理，或者说梵、那绝对，是可以被所有人体验到的。仅仅是抽象的推理和研读书籍还不够。需要的是直接的体验。直接的体验是更高的直觉真知或神圣智慧的源头。这一体验是超意识的，或者说超然的。这里既没有感官的参与，也没有智力的运作。这并不是情绪的体验。感官、头脑和智力都全然安住。它们一点都没有在运作。这体验不是做梦的空想家的幻觉。它不是白日梦。它不是催眠的恍惚状态。它是切实的鲜活的真相，像你手中的醋栗果一样真实。体验者的第三眼，即慧眼（Jnana Chakshus）打开了。这一非凡的体验来自灵性之眼或者说直觉之眼的认知。当感官、头脑和智力停止运作时，这智慧之眼就能被打开。只有完全根除所有的欲求、愤怒、贪婪、傲慢、我见和仇恨，直觉之眼才能被打开。

这一体验中既没有黑暗也没有虚空。全都是光。这里没有声音、没有触觉，也没有实相。这是一次宏大的合一体验。此地，没有时间也没有因果。你变得全知全能。你成为一切的知悉者。你知道所有一切的细节。你知道整个创造的奥秘。你会得到不朽、更高的真知和永恒的喜乐。

所有的二元都在此消逝。没有主体，也没有客体。没有冥想，也没有三摩地。没有二元性，也没有非二元性。没有心的反反复复，也没有心的专注于一。没有冥想者，也没有冥想对象。没有获得，也没有失去。没有欢愉，也没有痛苦。没有东方，也没有西方。没有白天，也没有黑夜。

三摩地有很多类。由手印和调息（悬息）的修习引发的为粗质三摩地（Jada Samadhi）。这里不存在觉知。瑜伽士可以待在箱子中被埋在地下六个月。那就像深度睡眠。瑜伽士从三摩地中出来并没有带回超直觉的真知。倾向性并未被这一三摩地摧毁。瑜伽士会再次经轮回投生。此三摩地无法给予解脱。

接下来是查檀亚三摩地（Chaitanya Samadhi）。瑜伽士有着全然的觉知。他带着神圣的真知降临。他会发表充满启迪的演讲和讯息。听众会得到大大的提升。心的偏好会被此三摩地摧毁。瑜伽士获得了凯瓦利亚（Kaivalya），即圆满的自由。

虔信瑜伽士经历的是巴瓦三摩地（Bhava Samadhi）。虔诚者通过内在的虔诚态度（Bhava）及伟大的情感（Mahabhava）获得此种境界。胜王瑜伽士通过摧毁幻想获得无念想三摩地（Nirodha Samadhi）。吠檀多士通过排除乌帕蒂，诸如身体、头脑、感官、智力等，获得巴瓦三摩地。对他来说，世界和身体是不实的。他历经黑暗、光明、沉睡和无限的空间，最终获得无限的意识。

另外还有两个其他类别的三摩地，那就是有想三摩地和无想三摩地。在第一类中有一个三元体，那就是：知之主体、知之客体和知之过程，或称见之主体、见之客体和见之过程。印痕尚未被摧毁。在后一类中印痕被完全瓦解、摧毁了。无想三摩地中没有三元体。粗想、细想和喜乐是有余依三摩地。

当你成就了最高的无余依三摩地，你就再没有什么要看、要听、要闻、要感受的了。你没有身体意识。你只有全然的梵的意识。除了真我，别无其他。这是一种宏大的体验。你会深感敬畏，惊奇不已。

一位冥想主克里希那形象的虔信瑜伽士，成就三摩地时，会在任何地方看到克里希那，只看到克里希那。其余所有别的相都消失了。这是一种类型的灵性体验。他会看到自己也是克里希那。温达文的牧牛女、戈朗伽（Gauranga）、埃坎伽王（Ekanath）都有过这种体验。那些冥想那无处不在的克里希那的人，会有另一种宇宙体验。阿周那有过这类体验。他有了整个创造的意识。他有了宇宙意识。

如果你冥想金胎，你会变得与金胎一样。你会有关于天界的知识。你也会有宇宙意识。一个虔诚者的有余依三摩地的体验和胜王瑜伽士的是一样的。

超然的体验也叫作图瑞亚（Turiya），或第四境。前三个状态是“醒着”“做梦”“无梦的睡眠”，第四个状态则为“图瑞亚”。前三个状态是人人都有的。第四种状态潜藏在每一个人内在。当你成就第四境时，当你体验到梵意识的超然状态，那么之前只是作为智力抽象认知的真知，就会变成一个活生生的实相，被你确定地体验到。

这一超然状态有各种名字，比如：涅槃、超然（Turiyatita）、梵的直接体验、无余依三摩地、无想三摩地。但无疑它们全都指向同一个目标。真正的灵性生活始于一个人进入这种超意识状态之后。

每时每刻，一切情境之下，你都会觉悟到你与那无形的存在、真知和喜乐是同一的；你在一切人、一切事之中；你超越了所有的限制。如果你无时无刻都有真我或梵的真知，那么你就立于真我之中了。这是一个要从内在体会而无法言表的境界。这是平静的最终阶段，是生命的目标。这一体验将给你自由，让你免于一切形式的束缚。

有些修习者把“深度睡眠状态”和“半睡眠”（Tandri，塘坠）状态，错当成了无余依三摩地。这是一个可怕的错误。如果你经历过任何类型的三摩地，那么你将拥有超感的真知。如果你没有任何直觉的真知，可以肯定的是你离三摩地还很远。只有当你在禁制和劝制上有所建树，拥有一颗非常纯净的心时，你才可能经历三摩地。主怎会寓于不纯之心呢？只有在持久不断的冥想修习之后，三摩地才会到来。三摩地并非轻易就能获得的商品。能真正进入三摩地的人少之又少。

在三摩地，也就是超意识中，瑜伽修习者让自己融入主。感官、头脑和智力都停止运作。就像河流汇入了海洋，个体灵魂融入了那至上灵魂。所有的局限和分别都消失了。瑜伽士获得了最高的真知和永恒的喜乐。这种状态超越言表。你得要自己去证悟。

在真我之内，品尝那美丽生命的不朽甜蜜。活在阿特曼之中，并获得幸福的不朽状态。冥想，然后你就会到达永恒生命的更深之处，神圣荣耀的更高之处，并最终获得与那至上真我合一的全然的荣耀。现在，你漫长疲惫的旅程就结束了。你已到达终点，那永远平静甜美的原初家园——万物的至上居所（Param Dhama）。

心在移动

根据个人的偏好和气质，你可以选择莲花坐、至善坐，或简易坐。短暂的练习冥想之后，比如 15—30 分钟，你会感到身体变轻了。你对身体的意识也可能变得若有若无。专注带来了一种极大的幸福感。这是源自专注的幸福感，即阿南达（Ananda）的幸福感。这和来自感官愉悦的幸福感相当不同。经过持续的练习、冥想，智力变得精微。你必须能够通过这样的智力去分辨这两种愉悦。专注和冥想具有打磨智力的力量。受过训练的智力对于微妙的、哲学的、玄奥的问题都能有美妙深刻的理解。受过训练的智力能够分辨专注的幸福感和冥想的幸福感。自然而然地，他会每天都迫不及待地来练习，好去享受这类新的幸福。这样的心会不喜欢感官愉悦。对外物会极度地厌恶和明确地反感。不过这是自然的，因为这类新的幸福感更长久、更持续、更自足、更真实，因为它源自阿特曼。你可以明确地感觉到心在移动。它在离开大脑中的座位，试着回到它原本的位置上。你知道它已经离开了老路，正穿行在新路上。冥想的结果是，在大脑中会形成新的通道，产生新的思维波动，形成新的脑细胞。

心理完全转化了。你会有一个新的脑，一颗新的心，会有新的感受、新的情绪和新的知觉。

元素精灵

在冥想过程中，有时这些元素精灵会出现。它们长相奇怪，有的长着獠牙，有的脸大，有的肚子大，有的脸长在肚子上，有的脸长在头顶上。它们本该是湿婆神的侍者。他们长相可怕，但完全无害。它们只是出现在舞台上，来考验你的力量和勇气。它们什么也做不了。在道德高尚的修习者面前，它们无法存在。重复几遍 OM 就把它们甩得远远的了。你必须是无畏的。懦夫绝对不适合走灵性的路线。通过持续地感受你就是阿特曼，来培养勇气。排除掉根深蒂固的身体概念。一天 24 小时，练习，练习，深思，持续冥想。这就是秘密。这就是钥匙。这就是打开真 - 智 - 喜这一宝藏的万能钥匙。这就是喜乐大厦的支柱。这就是幸福之邸的支柱。

瞥见真我

通过苦与乐的体验，人积累了素材，把它们构建到了精神和道德机能中。

就像商人年底结账开新账一样，他不会把所有的旧账都搬到新账簿里面去，只会放上年度的结余。灵魂也是如此。他对已经结束的生命篇章的经历做出评判，得出结论，做出决定，然后把这些交给新的大脑。这是留给新的生命篇章的存货，是为新居所添置的精神家具，是一份真实的记忆。

一直随欲望的起落而起伏的心，因无明而以为这个幻象的宇宙是真实的。但它应该被告知这个世界的真实本质，然后它将认知到它即是梵本身。

在冥想的过程中，你可能会从座位上升起。有些人甚至会飞到空中。

不同的人会有不同的灵性体验。所有人都共有的体验并不存在。它取决于冥想者的脾性、所选择的修行模式、专注点，以及其他各种因素。有些人会听到耳朵里有美妙的旋律。有人会看到光。有人会获得灵性的喜乐。

如果灵性修习（冥想）有任何错误，立即咨询资深的桑雅士，或者证悟了的灵魂，来纠正错误。如果你的健康状况总体很好；如果你很欢快，精神和肉体都很强健；如果你的心平和，不躁动；如果你在冥想中获得了喜乐；如果你的意志越来越坚强、纯净、不可阻挡，那么你正在冥想中获得进步，一切都进行得很好。

神性之光不是从敞开的大门射进来的，而是从窄缝里射进来的。修习者看到这射进来的光，就像一道阳光从裂缝射入暗室一般。它像“一道闪电”。这突然显现的光，让所有言语之声都发不出来了。修习者在狂喜和敬畏中不能自已。他因爱与敬畏而颤抖，正如阿周那看到主克里希那的宇宙形象时一样。围绕着那神圣的光，如此明亮荣耀，以至于新体验者眼花缭乱、不知所措。

偶尔在冥想中会目睹此类视像。你可能突然看到一道耀眼的亮光，其移动出人意料。你可能看到一颗奇形怪状的头，色红如火，极其难看。头上长着三只翅膀，长宽都不可思议，白得像一片亮云。翅膀有时会疯狂拍打，有时又会静止不动。这头从不说话，完全静止，只偶尔用它宽广的翅膀拍打。

冥想时你看到的光的色彩会有所不同，那是因为流经鼻孔的元素种类不同。如果是火元素，你会看到红色的光。你可以用各种方法来改变元素的种类。但最好的方法是通过思维——“你想什么，就会成为什么。”火元素流动时，全神贯注地想着水元素，水元素很快就会开始流动。

如果你在密集冥想中获得了瞥见真我的体验，如果你在冥想中看到了灿烂的亮光，如果你看到了天使、大天使、圣哲、神，或者有任何其他非凡的灵性体验，都别吓得退却，别把他们误认作幽灵。别放弃灵性修习。埋头赶路。打破一层又一层的遮盖。

大胆地向前走，别回头看。渡过那极度的虚空和黑暗。洞察执着的每一层覆盖。现在就融化掉那不易觉察的我见。真相会自己发光。你会体验到图瑞亚（证悟的状态）。

有时恶鬼会来找你麻烦。它们也许面凶牙长，用你强大的意志赶走它们。发出“滚开”的命令，它们就会离开。它们是吸血鬼。它们是元素精灵。它们不会对灵修者带来任何伤害，在此测试你的勇气罢了。如果你是胆小鬼，你就无法进一步向前。从内在的阿特曼那汲取力量和勇气，那是无尽的源泉（Avyaya）。你也会遇到非常好的精灵。它们会在前进路上给你很多帮助。这些都是障碍（Vighnas）。

灵修者急于获得灵性体验。一旦有了体验，却又害怕。超越身体意识时，他们会惊恐万分。脑中会闪过这个疑问，担心自己是否还能再回来。他们干吗要那么害怕呢？他们是否会再回到身体意识不是那么重要。我们所有的努力主要都是为了克服身体意识，和更高的灵性意识融为一体。我们习惯于活在某些局限中。当这些局限突然消失，我们就会觉得再没有确定的根基可以安身立命。这就是超越身体意识时我们会害怕的原因。这是一个新奇的体验。这需要勇气。勇气是个必需品。经典有云："脆弱（胆怯）的人几乎无法抵达阿特曼。"所有类型的力量，我们在灵修之路上都会遭遇。有的土匪或无政府主义者能轻松地认知神，因为他们是无畏的。他们需要的，只是有人朝正确的方向推他们一把。佳盖（Jagai）和玛戴（Madhai），两个头等恶棍，如何成了圣人？他们向主戈朗伽的弟子尼提阿南达（Nityananda）扔石头。尼提阿南达用纯粹的神圣之爱赢得了他们的心。强盗那特拉卡拉（Ratnakara）则成了圣哲蚁垤（Valmiki）。

光之神示

当你在冥想中进阶时，你可以看到择神的具象。主毗湿奴的示相有四只手；主克里希那会手持笛子出现在你面前；罗摩会拿着弓箭；湿婆神握着三叉戟。

有时主会以衣衫褴褛的乞丐或病人的样子来到你面前。他可能以苦力或低种姓人的形象出现在你面前。你必须有敏锐的直觉才能察觉到他。当你遇见他时，你的毛发都会立起来。

他会出现在你的梦里。象鼻神会以一头象的形象来到梦中。女神则会以女孩的样子出现在你的梦里。

深度冥想中，你会有光之神示（Jyotirmaya Darshan）。你会看到一个巨大的光柱。你会看到无限的光，你会自己融入其中。你会感到敬畏和惊奇。

如果你持续不断地热切崇拜主克里希那，那么你会在所有地方只看到主克里希那。

瑜伽士应该永远避免恐惧、愤怒、懒惰、睡眠太多或太少、饮食过度或断食过度。如果以上原则每日都被严格遵守，那么毫无疑问的是，灵性智慧会在三个月之后自然形成。四个月之后，他会看到神；五个月之后，他会了解（或成为）一个立于梵的真知之中的成就者；六个月后，只要他真的想，就能获得解脱。这毋庸置疑。

关于作者

1957 年，威斯奴帝瓦南达尊者从喜马拉雅山脚下出发，去践行他的古鲁悉瓦南达·马哈如吉尊者的叮嘱。古鲁的指示是：“在西方传播瑜伽的种子。”37 年来，威斯奴帝瓦南达这位活跃而虔心的灵性导师，孜孜不倦。他环球旅行多次，教授瑜伽，建立了悉瓦南达瑜伽吠檀多中心（Sivananda Yoga Vedanta Center）和静修林，以便他的上师的教学工作能在这些地方继续。

威斯奴帝瓦南达 1927 年 12 月 31 日生于南印度的喀拉拉邦。完成学业后他加入印度军队的工程兵团。他在军中服役期间，第一次遇见了自己的古鲁悉瓦南达，当代伟大的圣人之一。退伍之后，1947 年进入瑞诗凯施的悉瓦南达静修林之前，当时还叫斯万米·库坦·纳尔的他在故乡喀拉拉邦的学校短期任教了一段时间。一年之内，他就弃绝了世间一切，在吉祥的湿婆之夜，欣然开始了桑雅生的生活。就在那时，他被授予威斯奴帝瓦南达尊者之名。

威斯奴在静修林生活了 10 年。他是瑜伽吠檀多森林学院的第一位哈达瑜伽教授。他在静修林还有很多其他职务，其中包括担任上师悉瓦南达的私人秘书。

离开印度前往西方之际，威斯奴帝瓦南达花了一年时间，在斯里兰卡、新加坡、中国香港、印度尼西亚、澳大利亚和美国的夏威夷旅行、讲学和教授瑜伽。1957年到达圣弗朗西斯科后，尊者自学了驾驶，并于第二年驾车走遍北美，研究当地人的生活方式。

很明显，西方人已深陷生活的旋涡，他们既不知道如何放松也不知道如何健康地活着。尊者提出了瑜伽假期的概念，并着手建造一些场所，让人们可以在里面彻底地休整身心灵。基于瑜伽的五大原则，他建立了多个悉瓦南达静修林。这五大原则分别是：

——恰当的运动（体位法）

——恰当的呼吸（调息法）

——恰当的放松（摊尸式）

——恰当的饮食（素食）

——正面思考与冥想（吠檀多和禅定）

几年之内，悉瓦南达瑜伽吠檀多中心和静修林就建立起来了。现在这已经是一个国际网络了，遍布世界各地的大城市。在六大静修林，人们可以找到安宁，远离日常生活的紧张和焦虑。

1969年，“真实世界秩序”建立起来了。它源自尊者的一个视像。他“看到”成千上万的人拆除那些分隔国与国、人与人的墙体和边界。建立这个组织的目的，是在世人之间建立一体性和相互理解。他推出了一个独特的瑜伽导师培训课程，目的是以瑜伽的基本原则来培训这个世界未来的领袖，给世界带来和平。多少年来，成千上万来自世界各地的人参加过这个课程。

1971年，威斯奴帝瓦南达开着他那双活塞式飞机飞越全球，因而上了头条。这架飞机由艺术家彼得·麦克斯绘图。尊者用鲜花及和平传单“轰炸”了那些动荡地区。那时，他勇敢地从特拉维夫飞到开罗，飞机直接越过苏伊士运河（当时运河处于禁运状态）。尽管他和他的犹太副驾机师都差点丧命，然而他们为和平做出了努力。

威斯奴帝瓦南达和演员彼得·塞勒斯一起在贝尔法斯特的街道上游行，唱诵，为和平祈祷。1983 年，他驾驶一架超轻型飞机飞越柏林墙，以此唤起人们的关注，使人们认识到有必要打破所有人为的障碍。他赞助了无数的节庆、会议、研讨会以及世界巡展。他所有的努力都是为了呼吁和平与相互理解。

威斯奴帝瓦南达不仅是一位为世界和平不懈努力的工作者、极具启发的老师，他还以自己出色的作品《完全瑜伽图解》闻名于世。此书常被称作“瑜伽士的圣经”。1993 年 11 月 9 日，威斯奴帝瓦南达入摩诃三摩地离世。

后　记

受邀写这个后记，是一个意外，也是一份礼物。

十二年前，在法国旅行时遇上悉瓦南达瑜伽，生命从此不同。

十二年后，同样是在旅途中，为《冥想与曼陀罗》中译本撰写后记，不觉生命中已平添了许多平静和感恩。

《冥想与曼陀罗》是斯瓦米·威斯奴帝瓦南达大师继《完全瑜伽图解》之后，对世界的又一次慷慨馈赠，现已译成十余种文字，并被国际悉瓦南达瑜伽吠檀多学院选作高阶瑜伽导师培训教材。

在漫长的校译过程中，每进一步，都使我真切地感受到古典瑜伽的思想穿透力和现实触及力。感恩斯瓦米·威斯奴帝瓦南达大师务实、亲和而又忠实于经典的讲述方式，平凡如我也能深刻共鸣，仿佛我所经历的和正在经历一切他都知晓。而这并非因为我是一名多么独特的学生，只是因为他明白人类的心识是如此相通。在这个忙丛而孤存的年代，这种共鸣的感受有多宝贵！这于我，是一种疗愈，亦使我笃信古典瑜伽与冥想的力量。

这个译本的诞生过程，曲折漫长，交织了许多人事，要感谢的人太多。首先感谢我的老师、大师的亲传弟子斯瓦米·悉达罗摩南达，“瑜伽文库”主编王志成教授，译本的责任编辑陈涛先生。还要感谢译者陈璐女士，以及刘薇、秋磊、张士荣等同道。尤其要感谢每一位未来的读者：每能想见你们手捧书本时内心的共鸣，这便是我把此书带入中文世界的理由和动力。

最后，我想说，这是一部非常罕见的作品，相信对自我探索真正感兴趣的人，一定会从中获益——进一步了解自己，找到适合自己的修习方式。“灵修之路布满荆棘，最终也只能独自行走。”愿书中的无尽智慧，照亮你的修行之路，成为你孤独时的良伴、迷茫时的指南。

陈曦华（Sivani）

2023 年 12 月 17 日于惠州